入れ歯の悩みが一生消える

ドイツ式テレスコープシステム

嶋倉史剛
あらやしき歯科医院院長

JN027041

みらい PUBLISHING

【注記】歯科では「かみあわせ」は「咬合《こうごう》」と言います。本書では「かみあわせ」の表記を「咬み合わせ」と統一しています。

はじめに

歯学生時代、6年間毎日歯科医学について学び、たくさんの試験や実習を経験して乗り越え、歯科医師として活躍するための修行をしていると錯覚していました。

私は、歯科医師国家試験に受かれば、その先はずっと患者さんのお役に立てて、感謝に包まれる毎日になる、と勝手にそう思っていたのです。

ところが、現実は全く違っていました。歯科大学は、国家試験をパスするための教習所で十分に治療を行えるだけの知識も技術もありませんでした。

それでも、日本の保険診療のシステムは、知識も技術も低い新人医師が治療しても、経験豊富な大学教授が治療しても同じ治療費なんですよね。これは、医療者の立場で考えても、自分が患者になった立場としても、矛盾があるとても怖いことだと、私は感じています。

「治療歴のある歯ほど悪くなる」という矛盾

大学卒業後の進路を考えたとき、私は「長持ちする予後の良い歯科治療を行うためには、歯の土台となる歯周組織（歯肉や骨）をしっかりさせる必要がある」、まずは、歯を支える歯ぐきの基礎をしっかりさせる治療を学ぶという結論を出しました。

そこで、母校である明海大学歯学部の歯周病学講座に所属し、歯周病治療について深く学ぼうと決心しました。

明海大学歯周病学講座（現 口腔生物再生医工学講座 歯周病学分野）では、歯周病学や歯科診療とともに論文の読み書きの仕方や資料のまとめ方など、生涯学習していくための姿勢や歯科医師としての基礎を学びました。

大学病院の歯周病科には、近隣の歯科医院からの紹介で、重度歯周炎の患者さんがたくさん来院されます。そんな歯周病科で1年を過ごし、実践的に歯肉の炎症のコントロールについて理解が深まってきた頃、毎日たくさんのレントゲン写真を診て、症例検討会の資料を作成する日々を送る中で、ある重大な悲しい現状に気づいてしまったのです。

それは、〝極端に骨が吸収（歯の根っこの部分は、歯槽骨というあごの骨の中に植わっています。歯周病が進行すると、歯を支えている骨が吸収されて失われていくので、歯がグラグラしてきて、やがて歯を失います。）してしまっている歯と、ほとんど骨が吸収していない歯が混在する〟さらには、〝過去に治療した経験のある歯ばかりが極端な骨の吸収を起こして歯周病の状態が悪くなっている反面、治療経験のない歯の周囲の骨はほとんど悪くなっていない〟ということでした。

過去に治療した跡がある歯ほど、すごく悪くなってしまっているのです。治療したからこそ、歯にかかる力のバランスがおかしくなり、極端に歯周病が進行してしまっている。そんな歯がたくさんあります。

つまり、治療行為によって異常な咬み合わせにしてしまった歯科医師によって病気が生み出され、進行してしまっているということです。

〝同じ歯ばかり再治療の繰り返しで、加速度的に病気が進行している〟〝他の治療していない歯に比べて明らかに歯の寿命が短くなっている〟。そのことに気付いた時は本当にショックでした。

歯周病菌感染のコントロールだけでは不十分で、咬み合わせのコントロールができないと良い状態が長続きしないのです。

自分では、「目先の症状の改善はできているし、患者さんにも良くなったと言ってもらっている。しかし長期的に見たら、他の歯科医師と同じように壊してしまっているのではないか？」と思い、急に治療するのが怖くてたまらなくなりました。正しい咬み合わせ（咬合という）がどういうものなのかが全くわからなかったのです。

咬み合わせこそが歯科医師が見るべきもの

〝恐ろしい気づき〟があった後、咬み合わせについての理解を深めるために様々な成書や文献を読み、様々な大学の先生や講習会の先生に教えていただきました。

しかし、どの話も「ピンとこない」「抽象的であいまいな回答しか得られていない」と感じ、実践的に「こうすればいいんだ！」という確信が持てませんでした。

・偉い先生や有名な先生方でも、明日から実践できる具体的で納得のいく答えを示せないなら、誰もが咬み合わせを理解しないまま治療をしているのか？

・自分も、自分なりになんとなくいい感じを目指して目をつぶるしかないのか？

・それがはたして科学的なのか？

・患者さんと共に自分自身をも満足させられる治療ができる日はいつか来るのだろうか？

などの不安に駆られ、学ぼうとすればするほど悩みが深刻になる日々が続きました。

そんなある日、大学病院の研修で、当時、日本歯科大学高齢者歯科学講座

教授だった稲葉　繁先生の講義を受ける機会がありました。その当時、私は、稲葉先生のことや日本のドイツ式入れ歯（コーヌスクローネ）の歴史的な負の部分について、なにも知りませんでした。

ドイツ留学でドイツの治療法を学び、更には、チュービンゲン大学の客員教授として教鞭を執った稲葉先生は、本場ドイツの正しいドイツ式治療方法をそのまま日本に伝えている先生です。講義内容は、ドイツと日本の保険制度の違いから始まり、ドイツ式入れ歯・テレスコープシステムという日本の一般的な方法とは全く違う治療方法の話でした。

そして咬合（咬み合わせ）の話になりました。内容はどれも衝撃的で、特に、悩んでいた咬合に関しては、〝真っ暗な闇の中で遠くに小さな光が見えたような感覚〟になりました。

『まずは、保険診療なのか自費診療かにとらわれることなく、その人にとって最善の医療は何なのかを常に考えなさい』さらには『常に最善の医療を提供できるように勉強しなさい』と教わりました。

『咬み合わせこそが〝歯科医師が診るべきもの、歯科医師だけにわかるもの〝なのに、世の中のほとんどの歯科医師が咬合学を〝難しそうだ、わかりにくい〟という理由で避けてしまっている。多くの歯医者は破壊者になっている』という講義を聴いて、あの時自分が感じた不安や恐怖を端的に言い表してくださったことにとても驚き「稲葉先生の元で真剣に学びたい」と強く思いました。

あれから19年以上経ちますが、今でも昨日のことのように思い返します。

確信を持って新しいステージへ

感動の講義を受けてからすぐに、稲葉教授のスタディーグループであるIPSG包括歯科医療研究会（Interdisciplinary Practical Study Group）で研鑽を積む日々が始まりました。

咬み合わせが歯科医療の基本であり、歯周病だけでなく顎関節症《がくかんせつしょう》（あごが痛い・口が開かない・あごから音がする、などの症状）や歯の修復（補綴《ほてつ》）

の予後を左右することを理解しました。わかりやすく咬合を学び（実践できるようになるまでにはかなりの訓練が必要でしたが）自信を持って歯周病治療、顎関節症の治療やテレスコープシステムを行えるようになりました。

その後、一般の歯科医院でも経験を積もうと思って大学病院を辞めました。ところが、ここからが本当につらい日々でした。

ほとんどの歯科医院が、質の評価のない保険診療の中で短時間に量をこなして最大限に売上げを求めるスタイルです。場当たり的な治療に終始し、ひたすら削って詰めて再治療を繰り返しながら徐々に歯を失っていくという状況で、またもや患者さんを治しているというよりは壊しているというジレンマに陥り、それでも数をこなして売上げを上げなければ雇用主（院長）に叱られるという状況に悩み、何もかもが上手くいかないボロボロの精神状態でした。

自分が目指す〝十分な診査・診断をもとに最善の治療計画を立てるためにしっかりと患者さんと話し合う診療〟は皆無でした。ＩＰＳＧで学び大学病院で実践していた診療と町の歯医者さんの治療が、あまりにもかけ離れていて、正直に言うと、そのあまりのギャップに悔し涙を流したことが何度もあります。

いくつかの歯科医院で勤務医を経験した後、いとこが院長を務める歯科医院でお世話になりました。そこでは、ある程度自由にさせてもらい、開業に向けて良い経験をさせていただきました。

院長、スタッフや私の話に耳を傾けてくれた患者さんの皆様にとても感謝しています（遠方にもかかわらず、引き続き来院していただいている皆様のお顔を拝見するたびに、とても幸せな気持ちになります。いつもありがとうございます）。しかしというかやはりというか……。

地元で社会に貢献したい、この世を去る間際まで、大好きな美味しいものを何でも食べられる幸せな人生を広めたい、環境や設備などを含めて、本当に自分の目指す歯科医療を実現するには、自分の医院を築く必要がある、という思いが強くなって、あらやしき歯科医院を開院しました。

あらやしき歯科医院は、私が歯科医師になってから12年間にわたって勉強し経験してきた知識をもとに『自分だったらこんな歯科医院に通いたい！』という思いを実現しました。

咬み合わせ治療やドイツ式入れ歯によって『大きな歯科治療は人生で一度きり』を目指し、その後、歯科衛生士の活躍によって『生涯にわたって歯と口腔から全身の健康を守っていく』ことを実践する歯科医院として、皆様のお役立ちができれば幸いです。

あらやしき歯科医院院長
嶋倉史剛

入れ歯の悩みが一生消える〈目次〉

第1章

第2章

第4章
ドイツ式入れ歯の費用、品質、効果は？ ……99

第5章

歯科治療の根本は「咬み合わせ」にあり！……145

あとがき

序章

海外留学で実感した、
日本歯科医療の矛盾

保険医療のルールに縛られ、実践後回しの日本

まえがきで述べたように、稲葉教授の講義を初めて聴講した時は、雷に打たれたようでした。当時の私の持っていた海外の情報と言えば、大学5年生（歯学部は6年制）の時に海外の姉妹校への交換留学に行った経験くらいです。

海外研修制度で、私は大学5年生の時、メキシコ合衆国メキシコ州立自治大学に行きました。海外からの交換留学で訪れた大学生という立場ながら、初めて麻酔の注射と抜歯を経験させていただきました。

何の知識も技術も資格もない大学生が抜歯してよいの?! 日本ではあり得ないことでしょうが、メキシコは貧富の差が激しく、通常の歯科医院に通院できない人は、大学教育に協力するということで、指導医の指導のもと学生が治療を行い、知識と経験の研鑽に協力し、歯科医師になったらすぐに活躍できるような教育システムになっています。

お金のない人は、専用の診療室で抜歯くらいの治療しか受けられず、みんな歯がない状態でした。お金持ちは別の建物で、ばっちり矯正治療を受けてきれいな歯並びというのが、メキシコでは一般的なようでした。アメリカの大学に交換留学で行った同級生の話でも、「指導医の元、許可を得て学生が貧困層の治療を無料で行っている」と、やはり即戦力として大学卒業後にすぐに活躍できるように、学生の間にひと通りの治療が行えるようになるための教育システムとして「貨幣ではない価値の交換」になっていました。

しかし当時はまだ学生で知識がとても乏しく「お国柄で歯科医療も変わるものだなぁ」くらいで、あまり制度の違いなどを深く考えていませんでした。

月日は過ぎ去り自分の病院実習が始まると、日本の学生は何もできず、指導医のアシスタント・歯科助手をしながらドクターの治療をただ見学するだけで、時には、アシスタントさえもさせてもらえず、1日中担当医の後ろに立っているだけという日もありました。

それでも、日本ではそれが当たり前で、「日本はこういうものだ」ということに大した疑問を持たずに受け入れ、とにかく国家試験に合格するための通過点という感じで、自動車教習所のスタンプをもらうのと同じように、日々、スタンプラリーにまい進する学生時代でした。

今にして思えば、日本の歯科医師は国家試験に受かっただけでは何も治療ができません。

歯に詳しい人にすぎないということに疑問を持ちます。

国家試験に合格し歯科医師になったからには、すぐに治療ができるようになっていなければ時間の無駄です。さらには歯科医師になってからの1年間は、いわゆる日本独特の保険診療のルールに則って治療を行う制度の中で、日々の仕事を行っていました。

本来、アカデミックであるべき大学病院でさえ、保険診療のルールにがんじがらめで、自由診療はほんのわずかです。それも材質の違いを説明する程度で、方法は変わらないことが多かったように思います。

そこに、以下の稲葉教授の講義です。

「日本で行われている保険制度や治療内容とドイツのそれとは全く違います。ドイツでは貧しい炭鉱労働者を救うために、帝国時代に宰相ビスマルクが19世紀に世界で初めて公的保険制度を開始し、仕事に復帰できるくらいの最低限の医療を国が保障するようにしました。日本の皆保険制度は、それを模して整備されたが、その後のドイツは時代に合わせて制度を改変し続けているので、現在は全く違う形になっている」

講義の最初に日本とドイツの歯科医療の違い、最良の歯科医療を行うためにドイツで行われている治療の流れの解説やドイツ人の考え方、なぜそのようになっていったのか？　という歴史的背景など、といった話がありました。

私の中でもっと良い歯科治療ができるんだ！　もっと良い歯科治療を行っていいんだ！

という気持ちが芽生えました。

一律料金で白い歯を銀色に変える日本の歯科医療

日本の公的医療保険制度は良い面ももちろんありますが、歯科においては足かせになってしまっています。私たちが知り得る最良の治療はできません。なぜなら、厚生労働省が決めたルールによって治療法も使える材料・材質も決められてしまっているからです。

常に最良の方法と材料が使えるように制度がアップデートされればいいのですが、国が決めた予算の中で、むしろ、最低限・最小限の方法と材料に限られてしまっています。

ドイツで行われている治療の多くが、日本の保険診療の枠の中では行えません。日本でもドイツでも歯科治療の目的の一つに【機能回復】があります。

詰め物、かぶせ物、入れ歯やインプラントなどはあくまでも〝道具〟であって機能回復の手段です。義足やメガネをイメージしてもらうといいかもしれません。

どうしても必要なものだけど、生体にとっては異物です。程度はさまざまですが、道具を使いこなすにはそれなりの苦労やわずらわしさがつきものです。ドイツでは臓器として身体に馴染み、長く使える質の良いものが求められ、そのような治療が行われます。

ところが、日本では保険診療の範囲だと制限があり、私たちが考える質の良いものとはかけ離れてしまいがちです。

今や世界中でも、元々は白い歯だったものを銀色に治療する国は日本だけでしょう。日本の保険診療で作られる部分入れ歯の作り方は、40年以上前にドイツの歯学教育から外されていて、大学で教えていません（第2章64ページ参照）。

日本の保険診療では、治療の進め方が決まっているので、その流れに沿って治療を進めていくことが当たり前になっています。

痛みや腫れなどの患者さんの訴えを聞いたらすぐにレントゲン写真を撮影して、大した説明もないまま、流れ作業で治療が始まっていきます。しかし本来、一人ひとりの状況はみんな違います。ドイツでは、緊急処置の後に機能回復が必要となれば、最初にお口の中全体を診査診断し、各個人に適した全体の治療計画を立てて、治療計画書や予算を保健機関に提出し、審査をパスしたら治療が開始されます。

「十分に終わりのことを考えよ。まず最初に終わりを考慮せよ」とは、レオナルド・ダ・ヴィンチの言葉です。最初に現在地を把握し、目的地を決めなければ、そこに至るまでの内容を考えられないはずなのです。

だから、当医院に来院されるほとんどの患者さんは、「今までの歯科医院でこんなに詳しく説明してもらったことはありませんでした」。

と、驚かれます。

治療費にも違いがあります。日本は「どこでも同様の治療が受けられる」という建前の元、誰がどこで治療しても一律の料金です。一見すると平等で公平のような気がしますね。国家試験に合格したばかりで本人も何もできないと思っている歯科医師が治療しても、もう何年も経験があってその新人歯科医師の研修を行っている指導医が治療しても、そのさらに上の大学教授が治療してもみんな治療費は同じです。でも建前通りに同じ治療が受けられると思いますか？

日本の保険診療は日々、研鑽を積んで蓄積された知識や経験や技術には何の価値も与えていません。これでは、国家試験に合格したばかりの歯科医師が行う治療が標準的な治療になってしまいます。日本の保険診療の質は、新人の治療で十分に満たされているという評価です。

どんな世界でも、正当な価値を正当な価格で評価してもらえなかったら、研鑽に価値がないことになってやる気をなくすことにもつながりますし、個人の良心と努力だけでは経営も困難です。すでに疲弊しているこのシステムは、本当の意味で国民の健康に対して利益となっているのでしょうか。

以前に偶然、街中で大学時代の後輩の歯科医師と出会い、少し話をしたことがあります。その先生は「毎日しんどいです。朝から晩まで馬車馬のように働いて、それも流れ作業のように、治療しているというよりもただ作業をこなしているだけの肉体労働のようです。夜、診療が終わるころにはヘトヘトで、一日何をしていたのか、どんな治療内容だったのかもわかりません」といった話をしてくれました。

彼自身の口からそのような言葉を聞かなければ、彼の歯科医院は勤務医を数名雇うほどはやっていて、成功している歯科医院のようにしか思えません。趣味のサーフィンのために海沿いの街から自分の歯科医院に通勤しているライフスタイルだったらしいのですが、疲弊しきってしまった彼は、自分の歯科医院の近くの海のない街に引っ越しすることにしたそうです。なんだかとても寂しそうでした。

日本の保険診療は、異常に単価が低く、質の評価のない、どれだけ量をこなしたかの出来高払いです。保険診療報酬で歯科医院経営を成り立たせるには、1日に30人くらいの歯を削ったり、詰めたり、型取りをしたりしなければなりません。歯科医師は1時間当たり3〜4人の患者さんを治療する必要があります。1人の患者さんに掛けられる時間は15分〜20分だけです。短時間で効率よく作業をしてたくさんの患者数をこなさなければ歯科医院を維持していけません。じっくり話をする時間は持てないのです。

彼だけではなく多くの歯科医師が、ひたすら——治療の質を振り返る間もなく——保険診療で決められた手順を必死で繰り返しています。また、保険診療のコンセプトのままで自費診療をおすすめしてしまうと「高いのばかり勧められる」と言われてしまったりします。良心的で情熱がある先生ほど、目標と現実のギャップに肉体的にも精神的にも疲弊してしまっているように思います。歯科医師になるときに思い描いていた、患者さんに寄り添い、問題を解決してみんながハッピーで笑顔になるような毎日とは違って、肉体労働のようにただ作業を繰り返しているだけで、その日一日何をしていたかも思い出せないほど疲弊してしまう歯科医師は可哀そうです。

はたまた、治療を受ける患者さんはそれでよいのでしょうか？

もちろん人それぞれだと思います。いつでも行けば診てもらえる。痛みさえ取れればその後のデメリットはかまわない。急場しのぎができれば十分であるという方にとっては、私たちのような診療スタイルの歯科医院は、詳細な検査や治療計画についてじっくり話し合う時間がまどろっこしく、合わない歯科医院ということになるでしょう。

それでも、自分だったら、と考えると、お互いに残念でなりません。やっぱりちゃんと時間をかけてしっかり診てほしいと思いますが、いかがでしょうか？

ドイツでは一般の開業医の治療と大学教授の治療では、3倍以上の金額差があります。そのため、大学病院の教授の治療を受けるためのちょっと割高な保険というのもあるそうです。

日本では、安く治療を受けられるために、病気にならないと病院に行かないことも弊害でしょう。

機能回復の道具はどうしても必要で、使わないと日常生活に支障が出てしまいます。でも、できれば使わないで済んだ方がいいですね。

そのため諸外国では、病気にならないために予防することを重視していて、定期的に歯科医院でプロフェッショナルのサポートを受けることが普通です。

日本は保険診療に予防歯科が含まれないことを理由に、予防歯科の重要性が国民に周知されていません。しかし、保険診療か自由診療かという2軸の判断で、自分の健康を人任せにしてしまってよいものでしょうか。

「ズキーンと痛い！　痛くてズキズキする！　もしくはグラグラになっちゃった！…など歯が痛い、虫歯で歯に大きな穴が開いている、あるいは、歯周病で歯が抜けてしまった。そうなったら歯医者さんに行こう」と、思っている日本人はまだまだ多いかもしれません。
しかしそれでは本当に手遅れなのです。

予防重視で長期の治療計画を立てるドイツ

むし歯や歯周病の原因は、お口の中の細菌が身体の組織に感染することで起こります。急性期と慢性期を繰り返しながら、徐々に悪化していきます。痛みや腫れは、細菌感染に対する生体防護反応・炎症反応の徴候の一つで、急性期の症状と言えます。まずは、炎症による痛みや腫れなどの症状を緩和しなければなりません。〝対症療法〟です。

対症療法で症状が治まったからといって、病気の原因は解決していません。目先の不快な症状を消失させる〝対症療法〟が比較的短期間で済み、わかりやすい治療になると思われます。ただし、治療をそれだけで終わらせてはいけません。

むし歯や歯周病は慢性疾患です。自覚症状が無くなったからと言って、根本は変わっていません。自覚症状がないまま、また徐々に病気が進行してしまいます。歯科治療の〝原因療法〟を行うには、細菌感染除去を目的とした口腔環境改善を図る必要があります。根本の治療は、地味で長い道のりになることも多いです。病気の発症や進行具合は〝細菌因子〟〝環境因子〟〝生体因子〟のバランスによって成り立っていて各個人によって様々です。発症の時期や進行程度は様々でも、行きつくところは同じです。

口腔内なら腫れや痛みを繰り返した挙句に歯を失って、食べられるものに制限ができたり、発音がおかしくなったり、口元を隠したくなったり、全身的には、体中の血管が蝕《むしば》まれて、生活習慣病の発症や悪化が起こります。しっかりと根本的な治療をして健康を取り戻すには、時として、根気と努力が必要です。

むし歯や歯周病は、自然には治りません。急性期症状が治まって、自覚症状がほとんどない慢性期に入ったとしてもまたそう遠くないうちに、つらい症状を伴う急性期を迎えたり、いきなり歯を失ってしまうことになったりするでしょう。今更ながら、病気への対処は早期発見・早期治療が重要です。

そして、どれだけ良い治療を行っても、歯科の機能回復はパッチワークです。

治療すればするほど、パッチワークの個所が増えていきます。そのパッチワークの個所が再びほつれると、さらに広範囲に継ぎ接《つ は》ぎされます。

元来の自分の歯に勝る歯科材料はありません。悪くなってから治療するよりも定期的なメンテナンスで予防したほうが、生涯のコストとして安くつくことも保険組合や歯科医師会など、いろいろな報告が示唆しています。

ドイツを初めとする諸外国では、――日本のように中途半端な安い歯科医療を提供することで医療費を抑制するのではなく――予防に重点を置いてなるべく支出を抑えるように長期的な見通しを立てて運営しています。日本は、予防歯科の意識がなく、病気になったら制限のある安い治療を受けます。

ドイツは日ごろから予防歯科の意識が高く、なるべく病気にならないようにするが、治療が必要になったら、できるだけ良い治療を行う。

という違いがあります。

第1章

入れ歯との相性が人生の質を左右する

歯を失うことは人生の悩みで上位ランク

合わない入れ歯は、生活の質を大きく低下させてしまいます。あなたは今、入れ歯が合っていないので、食事の時間が憂うつで、人と会話することがイヤになってきてしまったという状況でお困りではないですか。

合わない入れ歯を、幾度となく調整したり作り直したりしても、〝美味しく食べられない・しゃべりにくい・入れ歯の見た目が恥ずかしい〟といったことが一向に改善されないため、もしかしたら、「入れ歯というものはこんなもの」と諦めてしまっていませんか。

そして、歯を失ってしまったことで、人生で初めて経験する、

・食事がつまらない
・しゃべるのが億劫《おっくう》
・他人の目線が入れ歯の金具に集中しているのではないか、という恥ずかしさ
・入れ歯が口から飛び出すのではないか……という不安

さらには

・人生の楽しみが半分になってしまった……

というお悩みは、あなたにとってたいへん深刻であるにもかかわらず、周囲の入れ歯ではない人たちには、なかなか理解してもらえません。

今まで気にも留めたことがないくらい当たり前だったことが、当たり前ではなくなった時、そのストレスは凄まじいものですが、当たり前にできている人には全く想像の及ばない世界です。

歯を失うことは人生の中でも、かなりショックな出来事です。ノルウェーのアンケート調査によると、つらい人生の出来事は、娘や息子の死、その次が配偶者の死、離婚と続いて、その次は歯を失って入れ歯を入れることとなっています。さらに続いて、友人とのトラブル、１本の歯を失うこと、親戚とのトラブルという結果になっています。入れ歯になるということは精神的なショックがかなり大きく、友人とのトラブルよりもつらい、離婚のつらさに次ぐショッキングな出来事です。

ご自身でも入れ歯になるまでは、歯を失うということで、これほど大きな精神的ダメージが降りかかってくることになる、ということを想像もしていなかったことでしょう。

失って初めて、健康なお口の機能が人生の質をも左右することに気付き、そして、もう二度と元には戻せないことに愕然《がくぜん》としてしまいます。

「入れ歯は自分には関係ない」と思っていませんか？

厚生労働省のデータでは、40歳代から50歳代の間に1〜3本くらいの歯を失います。まだ、たくさん自分の歯が残っているような印象ですが、この年代でブリッジや、人によっては部分入れ歯のお世話になるという方も出てきます。

50歳代から60歳代で、歯を失うスピードが加速していきます。そして60歳代後半になるとかなりの本数が無くなり、噛んで食べることに問題が生じてもおかしくない状況で、ほとんどの人がブリッジや部分入れ歯を使用しています。
そして徐々に総入れ歯の人の割合も増えていきます。平成23年歯科疾患実態調査によると70歳代後半では、実に40％が総入れ歯で、部分入れ歯も50％。自分の歯だけで過ごしている人、入れ歯のお世話にならない人は珍しくなります。

それでいて、「歯を失うと食事の楽しみが半減する」と、皆さん後悔しています。歯を失って何らかの入れ歯を使わざるを得ない状況になる確率が非常に高いにもかかわらず、入れ歯について詳しく知っている人は少ないです。みなさん口を揃えて、「歯を失うと食事の楽しみが半減する」と、失ってから初めて事の重大さに直面し、後悔しても元に戻すことはできないので悩んでいる、というアンケート結果が出ています。

それでも自分には関係ないと思いますか？　40歳代では61・0％、50歳代では63・0％が歯や口の中が「健康ではない」と感じています。また約4人につき3人にあたる75・7％が「もっと早くから歯科健診や歯科治療をしておけばよかった」と、歯科医院に行くのを先延ばしにしてしまったことを後悔しています。

当医院では入れ歯が専門のため、20歳代ですでに歯がボロボロになってしまい、30歳代で入れ歯の相談に来院される方も意外とたくさんいらっしゃいます。後悔しないためにも、ぜひ、本書を読み進めて下さいね。

80歳で自分の歯を20本確保！８０２０運動

「８０２０（ハチ・マル・ニイ・マル）運動」は、「80歳になっても自分の歯を20本以上保とう」という厚生省（当時）と日本歯科医師会が平成元年より提唱している運動です。

なぜ『80歳になっても20本以上自分の歯を保とう』なんでしょうか。そもそも、歯は何本あるか、ご存知ですか？

正解は現代人は28歯です。親知らずを入れると32本、先天欠如歯があると27本以下という場合もありますが、基本は28本です。

では、なぜ少なくとも20本以上の歯を保つ必要があるのでしょうか。食事を「とてもおいしい・おいしい」と感じるには20本の歯が必要です。

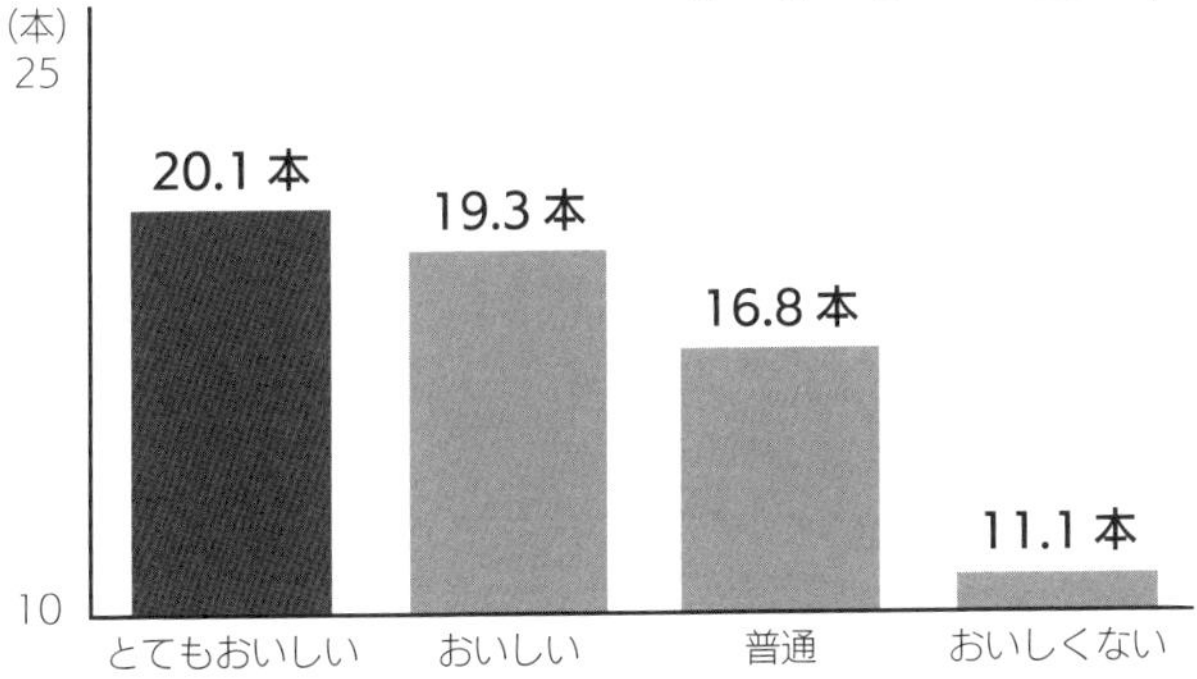

とてもおいしい　20・1本
おいしい　19・3本
普通　16・8本
おいしくない　11・1本

「食の満足度および歯科保健行動と現在歯数の関連について」
８０２０推進財団　指定研究
事業報告２００７　より

ご自身の歯が20本以上有れば、おおむね、〝何でも食べられる〟という状態でいられます。食べたいものをおいしく食べられることは、この上なく幸せです。生涯にわたって、自分の歯で食べて、味わう楽しみを失わないことが良好な栄養状態で精神的にも充足した、豊かな健康長寿の秘訣と言えます。

８０２０運動が提唱された時代よりも、現在は5年くらい平均寿命が延びています。生涯にわたって自分の歯で食べる楽しみを味わっていくためには、85歳で20本以上の歯を保っていることを目指す必要がありますね。そして今後は人生百年時代が到来すると言われています。加齢で歯を失うわけではありません。できるだけ１００２８（１００歳になっても自分の歯を28本保とう）、１００歳で1本も歯を失うことのないようにしたいものです。定期的に歯科医院でプロの目でチェックしてもらうことによって、自分の歯をできるだけ多く残し、お口の機能が低下することを防がなければなりません。

元気に人生を歩んでいくためには、できるだけ自分の歯を保有することが秘訣といえそうです。しかし万が一、歯を失ってしまったとしてもしっかりとした入れ歯を使えば、お口の機能だけでなく全身の様々な機能が回復・維持されます。

安心してくださいね。

噛めないことで「タンパク質低栄養」に陥る

では、実際に歯を失ってしまうとどのような事が起こるでしょうか。

自分の歯が19本以下になってしまうと、ただ単に「おいしい」と感じにくくなるだけではなく、いろいろと噛めない・食べられない食品が増えていきます。そして、歯の本数が少なくなるほど、あまり噛まなくても食べられるような食事、炭水化物中心の食生活にならざるを得なくなります。

軟らかく炊いたお米・おかゆ、フワフワのパンや噛まずに飲み込めるうどん・麺類など糖質・炭水化物ばかりの偏食傾向になってしまい生体の構成成分であるビタミン・ミネラル・たんぱく質・脂質の摂取が不十分になってしまいます。

そして、先進国の栄養失調であるタンパク質低栄養に陥る確率が高くなってしまうのです。

食べものを噛んで、細かく噛み砕くことで唾液の分泌が促され、唾液の消化酵素が食べ物に行きわたり飲み込みやすいように食塊を作ります。その結果、胃腸の消化・吸収が行いやすくなります。

噛めない状態のままでいると消化・吸収が悪く、胃もたれや体重減少など体調不良になりかねません。筋肉も血管も骨も身体を構成するには、体のどこにでもみんなたんぱく質が必要です。

軟らかい炭水化物中心の食事で満腹感は得られても、身体を作る成分が足りないので、身体が弱ってしまい、さまざまな生活習慣病になり、その治りが悪い、悪循環になってしまいます。

内科医や管理栄養士が一所懸命に栄養指導を行ってくれても、現実問題として、咀嚼《そしゃく》できなかったら理想的な栄養摂取は望めないですよね。

あなたは、糖質・炭水化物中心の偏った食事になっていませんか。適切な栄養は生活の質の向上と身体機能を維持し、生活機能の自立を確保する上で極めて重要です。特に高齢者では、低栄養が要介護や総死亡数に対する独立したリスク要因となっています。したがって、低栄養の状態に陥らないように改善・予防することで、適切な栄養状態を確保することができれば、健康寿命の延伸が期待できます。今後必要となる低栄養対策としては、まず、歯を喪失すると不足しがちになるタンパク質や脂質を十分に摂り、多様な食品摂取に留意するといった、栄養バランスの取れた食事内容にしていかなければなりません。

噛みにくくなると脳刺激が弱まり、認知症の原因に

歯が少ない人、噛む能力の低い人ほど、認知症を発症する割合が高くなっています。歯の働きは、噛む・食べるといった咀嚼機能だけではありません。

ものを噛むという行為によって、脳が刺激を受けるということがわかっています。歯と歯を噛み合わせた時の刺激が、歯の根っこの周りにある歯根膜という組

織から脳に伝わります。その刺激は、脳の中にある感覚・運動・記憶・思考や意欲を司っている部位を活性化します。脳を活性化するためには、意識して噛むことが重要です。

認知症の方のお口の中を調べてみると、歯の本数が少なくなり、長い間、しっかりと噛んで食べることができていないと思われる人がとても多く見られます。歯が無いと歯根膜が無くなるため、刺激が脳には伝わりません。ところが、失った歯を補う治療、入れ歯やインプラントなどの治療を行えば歯と同様に脳の活性化の働きをすることが可能です。

しかし、ただ単に入れ歯やインプラントを入れただけでは不十分です。自分の歯が多く残っている人や、歯が少なくなっていたとしても入れ歯などで咀嚼を補っている人は、歯が少ない人や義歯（入れ歯）を入れていない人に較べて、認知症を発症するリスクが低いということがわかっています。

お一人お一人に合った入れ歯で、正しく噛むことができるという状態を維持することが重要です。

また、歯が悪く、入れ歯も合わない状況では、見た目が悪い、しゃべりにくいといったことが原因で、周囲の人とのコミュニケーションを避けるようになってしまうことも多々見受けられます。

・歯が抜けてスカスカだったり、歯がボロボロだったり、そんな状態を放置してしまっている。
・入れ歯の金属のバネが見えてしまうとすごく老けて見えて恥ずかしい。

といった理由で、無意識に口元を手で隠しながらしゃべってしまったり、うつむき加減で人と接してしまったりして、印象が悪く見られてしまう。

あるいは、
・しゃべると合わない入れ歯が浮き上がって、飛び出しそうになって怖い。
・入れ歯を入れないと歯の無い隙間から息が漏れてちゃんとしゃべれないし、

入れ歯を入れるとモゴモゴと口ごもってしまい、聞き取ってもらえない。などの理由で、なんだか人とコミュニケーションをとるのが億劫になってしまう。

そのような悪循環に陥ってしまうと、人と会話する機会が減少することで、心理的・社会的に孤立し、思考する機会も不足して、やがてはうつ傾向・認知機能の低下につながっていってしまいます。

歯が少なくなることや噛めない・合わない入れ歯は、食べたいものが食べられなくて、栄養不足になり金属のバネの見た目の悪さやしゃべりにくさから周囲とのコミュニケーションが不足し、脳への刺激・伝達が不足になり、やがては認知症を招いてしまうでしょう。

お口の健康良好が生きがいにつながる

あなたはどのようなことに生きがいを感じますか。

「孫など家族との団らんの時」（55・４％）、「友人や知人と食事、雑談をしている時」（50・９％）、「おいしいものを食べている時」（44・４％）に生きがいを感じている。

内閣府の調査で、高齢者の生きがいを感じるときのシチュエーションは、お口の状態が健康であることが大きく影響しています。

歯科治療によって、楽しくおしゃべりして、美味しく何でも食べられるところまで回復できたら、きっと、元気で楽しい時間が増えることになるでしょう！

歯を失って入れ歯を使っていない人ほど、転倒する危険性が高くなり、要介護状態になる危険性も高いことが知られています。

自分の歯がたくさん残っている。あるいは、すでに失った歯があったとしても入れ歯などでお口の機能を回復・維持している。ということは、体力を維持・向上させ、要介護になりやすい病気やケガを予防することにつながり、家族や友人とおしゃべりしたり、自分のお口で美味しいものを食べたりといった生きがいを感じる素敵な時間、健康で楽しい人生を長続きさせる価値があると思われます。

第2章

自分の入れ歯に満足していますか？

1本歯を失うだけで、咬み合わせが悪くなる

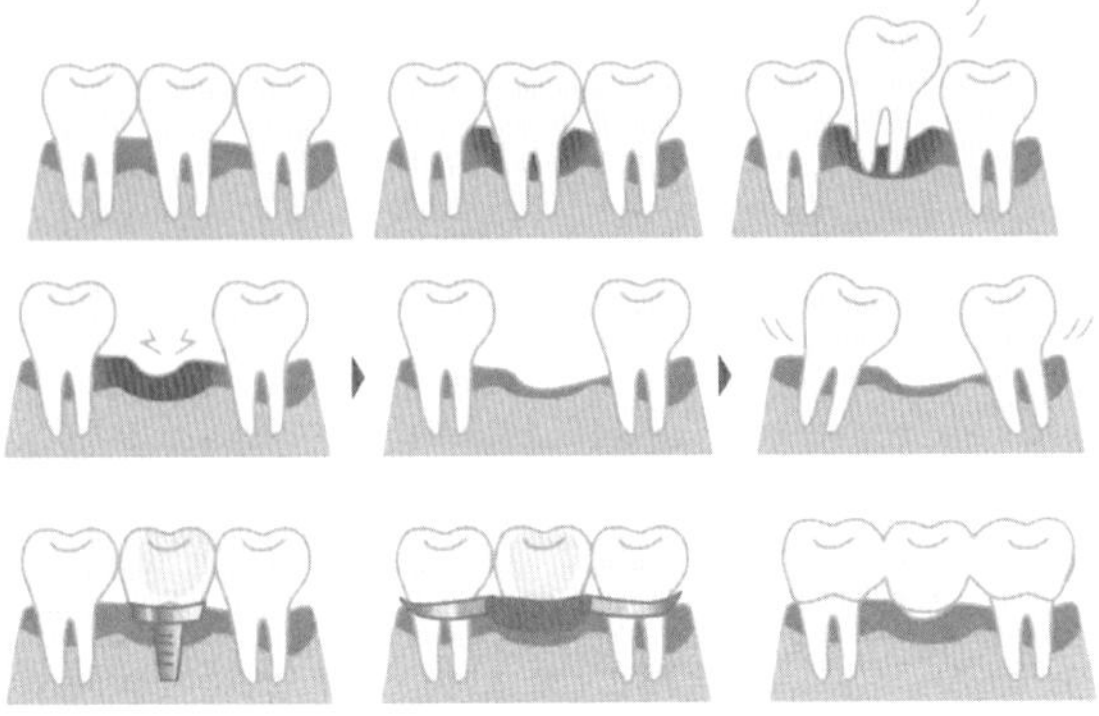

歯を失った後は、放置しておくと歯が移動して咬み合わせがおかしくなるので、何らかの方法で連続性を保つ必要がある

失った歯が1本2本の場合は、失った部位の両隣りの歯を削って橋渡しをすることで補うブリッジ、両隣りの歯にバネを引っ掛ける入れ歯、もしくは失った部位の骨にドリルで穴を開けて金属の支柱を埋め込むインプラントということになります。

★ブリッジと入れ歯とインプラント

ブリッジはオーソドックスな方法です。土台になる歯がしっかりしていれば問題ありません。残っている歯が良ければ、普通

に長持ちする方法です。歯周病が進んでいる・歯の神経を取り除いているなど、土台となる歯の条件が悪いとブリッジにできないかもしれません。あるいは両隣りの歯だけでなく、範囲を広げて土台に使う必要があるかもしれません。

入れ歯はできるだけ避けたいという思いから、少ない本数の歯を支えにしたブリッジで治療しているケースを見ることがありますが、大変危険です。残っている歯の負担が非常に大きく、全ての歯を失ってしまうような状況で来院されることも多々あります。

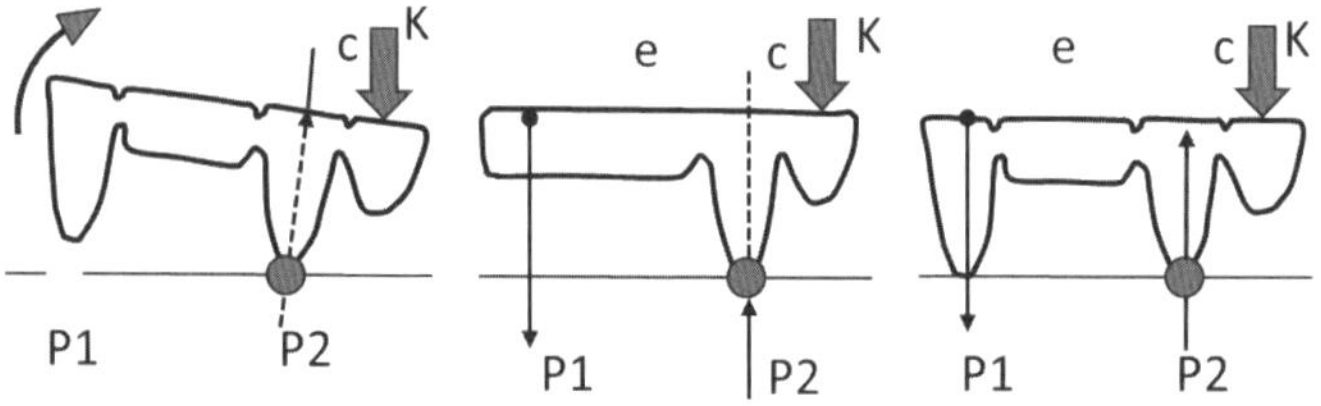

延長ブリッジに生じる回転モーメント

延長ブリッジ（＝遊離端ブリッジ）とは、連結されたブリッジ本体の外側に力が加わる場合を言う。延長されたダミーの歯に力が加わると、力点に近い方の支台歯は強く圧迫され、遠い方は歯が引き抜かれる方向に引っ張られる。ブリッジに力(K)が加わるとP2を回転中心として、ブリッジ全体を傾斜させるような回転モーメントが生じる。P1には、Kに拮抗する力が生じる。（K.H.Körber）

★延長ブリッジ

また、延長ブリッジといわれる、両隣りではなく手前や奥の2本程度を使ってブリッジを作る方法はなお危険です。

てこの作用で手前の歯が引き抜かれる方向に作用します。土台の歯に大きな負担がかかりやすい方法のため、あまり長持ちしないでしょう。もし、延長ブリッジにするのであれば、土台の範囲を相当に大きく広げる必要があります。

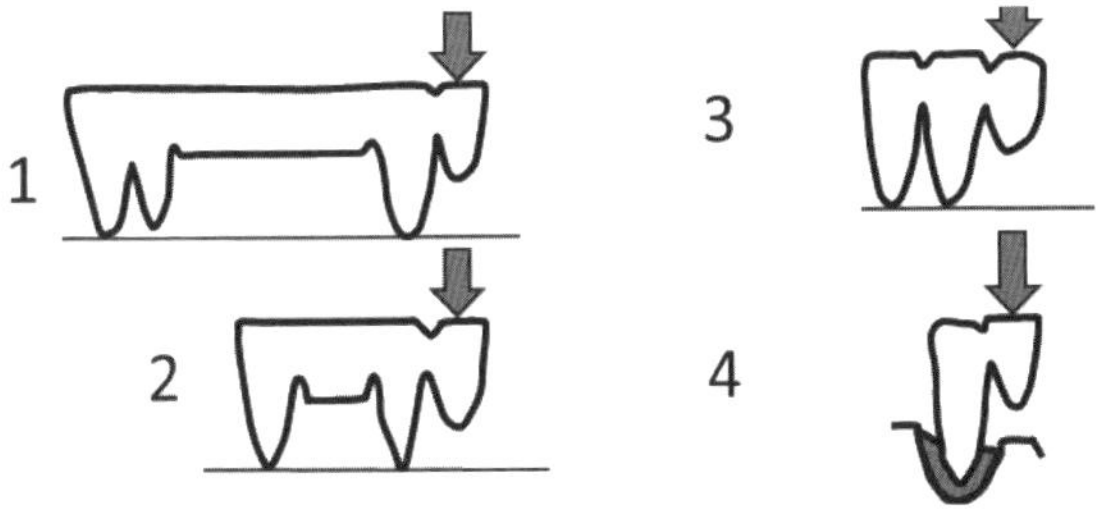

種々の遊離端ブリッジ
1.テコの腕が長く好都合である
2.3.テコの腕が短いため、良い予後は期待できない
4.支台歯が１歯で禁忌である
テコの原理で、P1とP2の間の距離が長ければ長いほど必要な抗力は小さくなり、歯が引き抜かれる方向に発生する力が少なくなる。（K.H.Körber）

★インプラント

両隣りの歯を削らない方法としては、インプラントという選択肢もあります。

あごの骨にドリルで穴をあけて、骨の中に金属の人工歯根を埋め込みます（74ページ）。

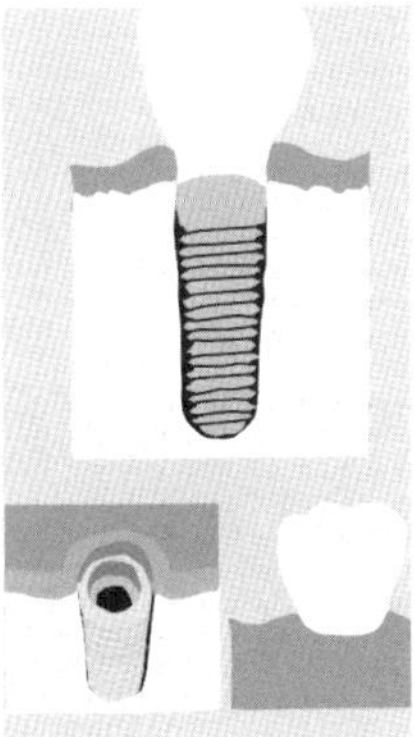

あごの骨にドリルで穴を開けて、
金属のネジを埋め込む。

★一本義歯

1本だけの入れ歯もできないことはないですが、すぐに外れてしまいますし、小さすぎて1本だけの入れ歯が外れると、誤って飲み込んでしまう危険性があります。

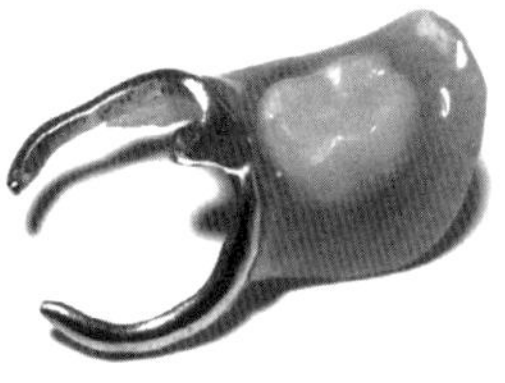

ドイツでは1本だけの入れ歯は作ってはいけないことになっている

奥歯を失うと、発音や表情にも変化が出る

歯科疾患実態調査によると、日本人は、〝奥歯〟から徐々に歯を失ってしまいます。

噛むときには、顎関節を支点として、下のあごの骨全体が動いていき、最終的に上下の歯が噛み合って止まります。

テコの支点に近いところほど、大きな力が発生します。前歯と奥歯の役割分担ができていないと破壊的な力が発生しやすくなり、歯を失いやすくなってしまいます（第５章１５０ページ参照）。

奥歯の大切な機能と言えば、ものを「噛む」ことです。歯を失って噛む機能が低下すると食べられる食事が制限され、食べ物の消化や吸収が悪くなってしまいます。

また、奥歯を失うと「ラ行」の発音が悪くなります。発音が不明瞭で聞き取りにくい原因にもなってしまいます。

そして、数本の歯を失って、ブリッジでは対応できなくなってしまったら、外見もバランスが悪くなってきて、口元がゆがんできたり顔がゆがんで見えたりします。放置してしまうと更にお口の中の状態が悪くなり、様々な影響が出てボロボロになっていってしまいます（第1章36ページ参照）。

失った歯を補うための義歯や部分入れ歯の使用を考える必要性が出てきます。

噛みにくい、しゃべりにくい、外見が悪い

日本で一般的に作られる入れ歯は、入れ歯の隣りの歯に金属の針金のようなバネ（クラスプという）を引っかけて、口の中に入れ歯をとどめようとします。2本の細い金属の針金を歯に引っかけているだけです。

黙ってジッとしていれば、入れ歯が口の中におとなしくとどまってくれるかもしれません。しかし、食べ物を噛んで砕こうとしたら、入れ歯がズレてしまって、歯ぐきにこすれて痛くて食べられない。歯を失って、噛みにくい・食事がしにくい。という状態になって入れ歯を作製したにもかかわらず、「食事の時は噛めないので入れ歯を外します」と、言われる方が結構たくさんいらっしゃいます。

噛む機能は果たせないけど、見た目に歯がないと格好がつかないので食事の時以外ははめている。ということのようです。

あるいは、しゃべろうとしたら、舌で持ち上げられたり頬や唇の筋肉に揺り動かされたりして、入れ歯が浮き上がってしゃべりにくい、というような事態になります。そして、金属のバネで入れ歯をひっかけているので、白い歯に不自然な金属色が見えます。

「ああ、あの人、入れ歯なんだなぁ」と、周囲の人に分かってしまいます。

噛みにくい・しゃべりにくい・見た目にすぐに入れ歯と分かる、という状態はコミュニケーションの面で、さらに深刻なことが起こります。

ある営業の方は、「仕事の会食中、食事を口に運んでも飲み込める大きさになるまで咀嚼《そしゃく》できるかが不安で、結果的に手を付けない料理が多くなってしまう。入れ歯のバネが見えたら恥ずかしいので、歯が見えないように唇で歯を隠すようにコントロールしながらしゃべったり、笑ったりしなければいけない。仕事にも影響してしまって、毎日が苦痛です」

というお悩みを持っていました。

入れ歯を使うようになると、入れ歯になってしまっていることを他の人にはできるだけ知られたくないので、しゃべった時に浮き上がる入れ歯や金属のバネが見えないように、なるべく口を開けないようにしながらしゃべるようになってしまいます。そうすると発音が悪くなるだけでなく、余計に聞き取ってもらえなくなるため、人と話すこと自体が億劫《おっくう》になります。

人前で笑う場面でも、入れ歯が見えないようにすることに意識が行くので、心から笑えなくなっていきます。その結果、無口で愛想のない、つまらない人に思われるようになってしまいます。

他にも

「話を聞きとってもらえず、聞き返されることが多く、すごくストレスを感じる。特に電話では、ほとんど伝わらない」

「入れ歯になってから、孫に口が臭いと言われてしまう」

などなど無意識に手やハンカチで口元を隠しながら、お悩みをお話しされる方が多いです。

このように、入れ歯を強いられている人は悲しい思いをたくさんしているのではないでしょうか。

あなたの周りでも、急に口数が減って元気がなくなってしまった方はいませんか？

もしかしたら入れ歯のお悩みが相当に深刻なのかもしれません。

入れ歯のバネは「自動抜歯装置」

バネを引っかけるだけの入れ歯は、さらにさらに深刻な事態に発展します。バネを引っかけた歯は、半年から数年でグラグラになってしまい、大切な歯をさらに失うことになってしまうのです。

日本の保険適用の入れ歯は、バネがつかんでいる歯を横に揺らし続けてしまうため、歯を支えている骨がすり鉢状に無くなっていってしまいます。歯科医師が抜歯を行う時と同じ作業をゆっくりじわじわと自動的に行っているようなものです。

自動抜歯装置になってしまう「バネを引っかける入れ歯」は、自分の歯を守るのではなく歯を失うスピードを速めてしまいます。グラグラと歯を横にゆすってしまう入れ歯は、当然、安定するはずはなく、違和感たっぷりで、噛めない・しゃべれない、ということになってしまいます。

入れ歯を入れたせいで、歯を失うことになってしまうなんて、あってはならないことですよね。

あなたは今の入れ歯に満足していますか？

「入れ歯で噛むと痛い」

「入れ歯が動いて安定しない」

「しゃべると浮き上がってきちゃってモゴモゴ言っちゃう」

「結局、使ってないよ」

という方が多いのではないでしょうか？

もしくは
「しばらくは良かったんだけど、入れ歯が壊れちゃった」
「しばらくは良かったけど、バネをひっかけていた歯がグラグラして抜けちゃった」

あるいは
「今回の入れ歯はしっくりきた」と思っていたけど、実は入れ歯は噛んでいない状態で
「ほかの歯がダメになって作り替えなきゃいけない」
という経験があるかもしれません。

日本で一般的な「クラスプ入れ歯」

入れ歯を残った歯に引っ掛けるための針金のバネを『クラスプ』といいます。日本では部分入れ歯に、この『クラスプ』を使うのが当たり前となっています。特に、国が定めた保険診療では、この方法以外はできないことになっています。

ところが、この『クラスプ入れ歯』は歯を補ってくれるように見えて、実は歯を失うスピードが加速する原因になっているのです。

40年以上前に出版された教科書『Zahnärztliche Prothetik_歯科補綴学《ほてつ》』の中で、ドイツ・キール大学のK・ケルバー教授は【如何にして『クラスプ』が残っている歯にダメージを与え、歯をダメにしてしまうのか】ということについて、たくさんのシェーマ（図解）を用いて詳しく説明しています。

１・クラスプを歯に装着しているだけで……

・２本のバネで歯をつまむようにすると、歯を骨から持ち上げるような力が生じます。

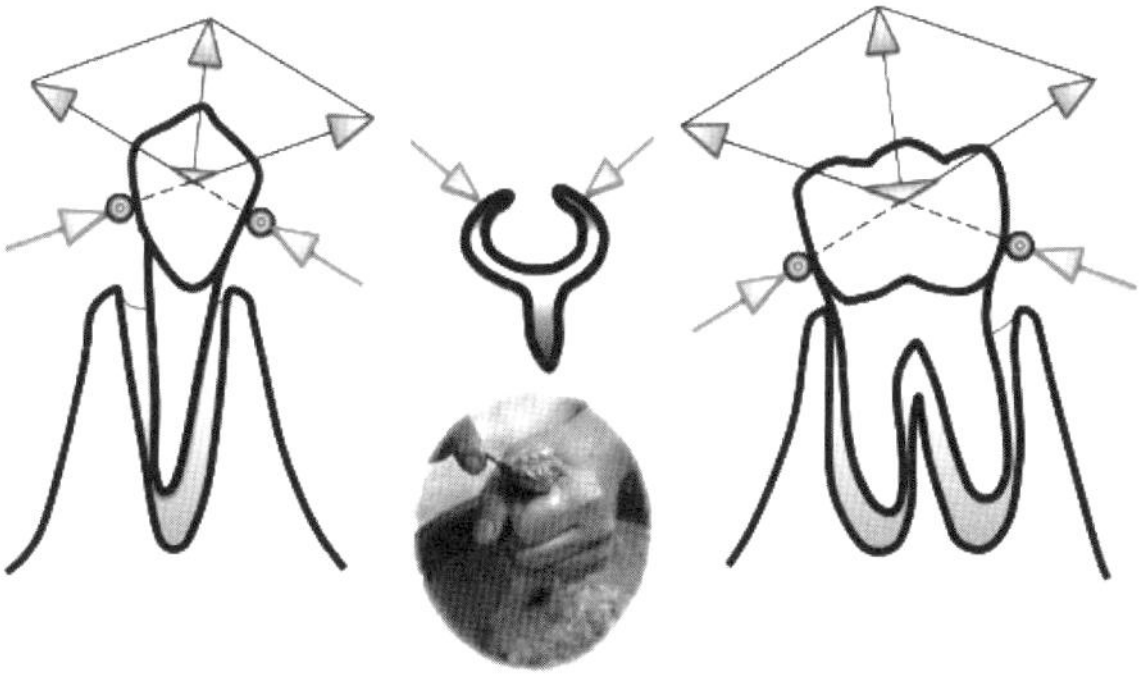

クラスプ義歯の矯正力（平行四辺形）
クラスプのような2本の腕で両側からつかむと歯を引き抜く方向に持続的な力が発生する（K.H.Körber）
手のひらにとったタネを親指と人差し指でキュッとつまむと上に団子が出てくる

・設計や配置によっては、歯を倒すような力が常に掛かります。

クラスプが歯に加える力は、噛んだときと違って、持続的です。持続的な力は、5～50グラム程度の小さな力でも、歯と骨の境目を壊してしまうことがあります（歯根膜の壊死）。

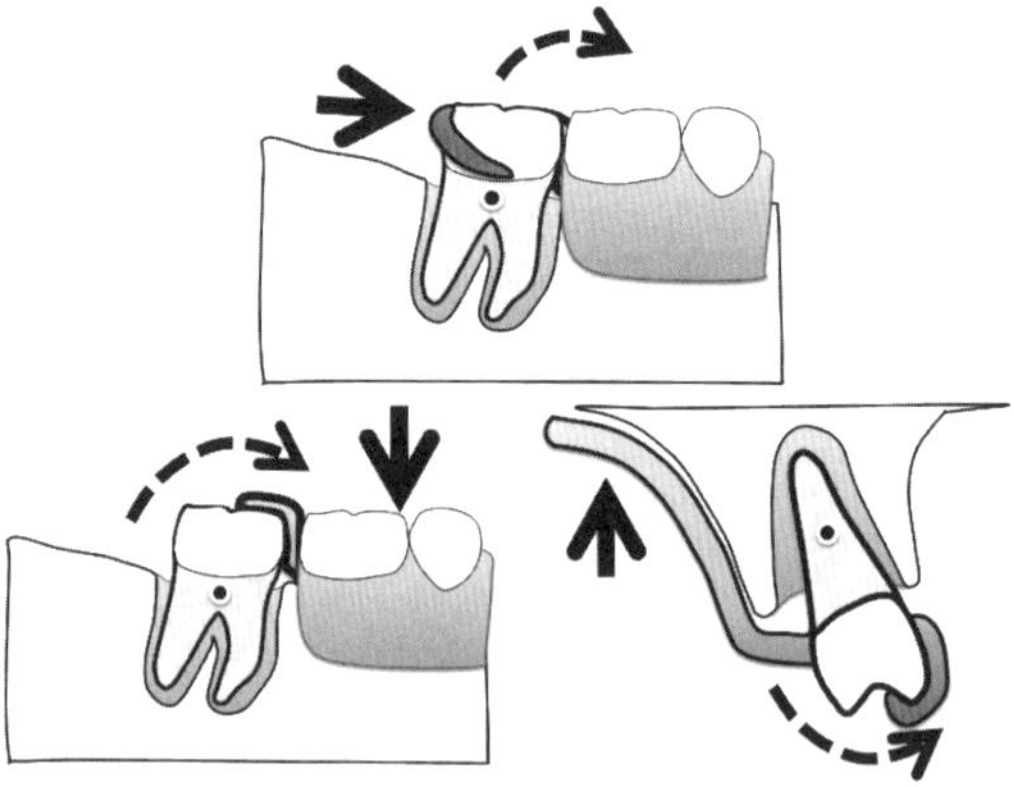

維持装置が歯に加える力は持続的に作用する

入れ歯の設計や配置が悪いと歯を引き倒すような力が持続的に作用する（K.H.Körber）

2・クラスプ義歯に力が加わると……

・クラスプを引っ掛けている歯が、前後左右に揺さぶられてしまいます。

・咀嚼《そしゃく》中、常に生じている歯の傾斜や回転は、外傷的に歯の周りの骨や組織を損傷します。

初めのうちはごくわずかな揺れでも、使っているうちに動きが大きくなってしまいます。

やがて、歯がグラグラになり『痛い・合わない・歯が抜ける』という事態に陥ります。

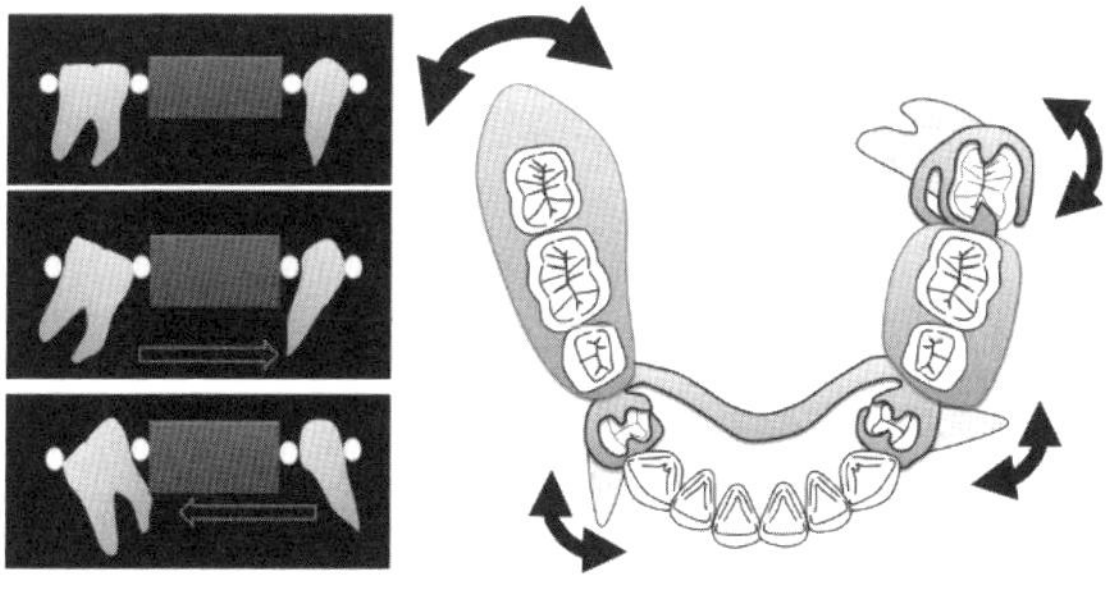

クラスプ義歯の歯に対する強制運動と強制的回転

クラスプ義歯は動揺しやすいので、咬んだ時に側方力や回転力が発生して歯が揺さぶられてしまう。

入れ歯に力が加わった時、歯には強制的な傾斜や長軸を中心とした回転が生じる。

歯を前後左右に揺すってしまい、最後には歯を失う（K.H.Körber）

3. クラスプ義歯を外す時には……

・歯と骨の境目が、大きな力で引っ張られます。

・それぞれのクラスプがバランス良く外れるのではなく、それぞれの歯が大きくすり鉢状に揺さぶられながら、義歯を取り外します。

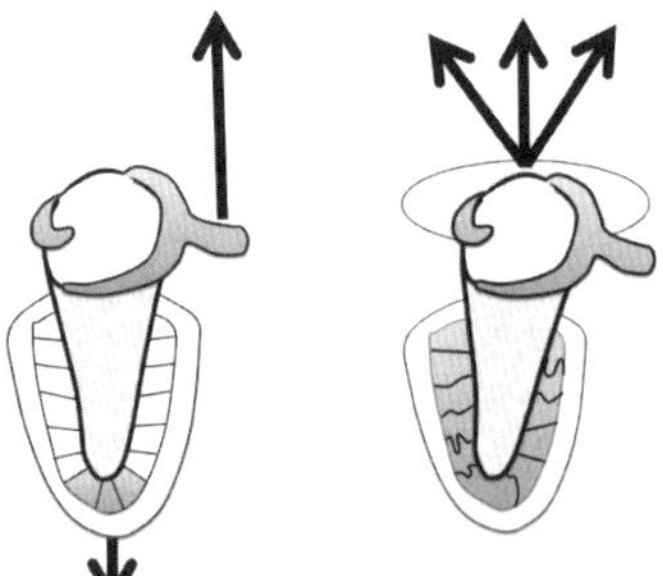

クラスプ義歯の着脱力の影響
入れ歯を外す時、歯をすり鉢のように動揺させる大きな力が発生する（K.H.Körber）

・結局クラスプ義歯は……

すなわちまとめると、日本では一般的な部分入れ歯のクラスプは、

・歯に装着しただけで、歯を持ち上げたり、歯を傾けたりする力が発生する。

・噛む機能をさせると、歯を前後左右に揺さぶって、歯に大きな負担を加える。

・歯から外そうとすると、歯を揺らしながら、歯を強い力で引っ張ってしまう。

といった過重で破壊的な負荷が発生してしまう構造です。

初めのうちはごくわずかな歯の揺れでも、使っているうちに段々と歯の動きが大きくなっていってしまいます。

やがて、歯がグラグラになり『痛い』『合わない』『歯が抜ける』という事態に陥ります。

クラスプを用いた部分入れ歯は、歯にダメージを与え続けて、抜歯のリスクになります。

その入れ歯を使い続けたら

『クラスプ』は、時間をかけてゆっくりと自動的・継続的に「抜歯するときと同じ動き」を歯に与え続けることになるのです。物理的に無理がある方法で『ゆっくり歯を引き抜くための装置』になってしまいます。

にもかかわらず、日本ではそんな入れ歯しか作られていません。ちょっと想像していただければ、歯にちょこっと引っ掛けただけの入れ歯が……ピタッと動かずにとどまって機能してくれる……

そんなはずがないですよね。

噛む力や頬・唇の筋肉の力によって、口の中で動いてしまう入れ歯は、当然痛くて噛めないし、しゃべりにくくて、違和感の大きいものになってしまいます。だからと言って入れ歯を使わなければ、残りの歯が移動したり、負担過重だったりで、これまたお口の中が崩壊していってしまいます。

ちなみに、見た目には入れ歯だとわかりにくいということで、最近多くなっている、入れ歯のバネが金属の針金からピンク色の樹脂になった『ノンクラスプデンチャー』と呼ばれるものも『ノンメタル』なだけの、『クラスプ形態の入れ歯』です。残念ながら同じ道をたどります。

その入れ歯を使い続けたらどうなるでしょうか。現在の入れ歯の具合が〝我慢できるから〟大丈夫という感覚であれば、その入れ歯は危険かもしれません。

★歯が抜けたケース

「以前から入れ歯がゆるい」と感じていながらもそのまま使い続けていた結果、徐々にクラスプを引っかけた歯が揺さぶられて、ついにはある日勝手に歯が抜け落ちてしまう。ということになりかねません。

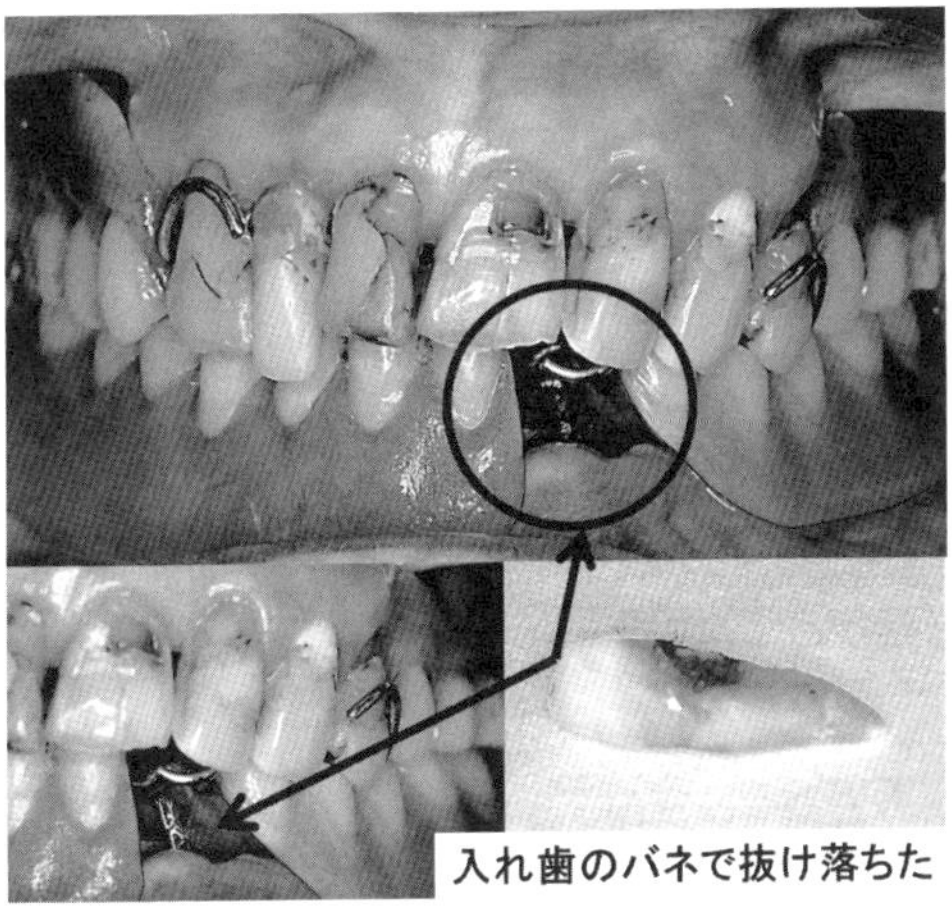

入れ歯のバネ（クラスプ）が歯を揺さぶり続けた結果、歯を支えている骨が無くなって自然に抜け落ちた。

★対合歯挺出《ていしゅつ》

また以前にクラスプの入れ歯を作ったけど、「違和感が強くて全然使っていない」という方の相談も大変多いのですが、歯を失ったまま放置するとさらなる悪条件を生んでしまいます。失ってしまった歯と噛んでいた歯（対合歯）は、噛み合う相手がいなくなってしまうことで、噛む相手を探すようにだんだんと伸びてきてしまいます。そうすると、咬み合わせ自体がおかしくなってしまい、ちゃんとした咬み合わせに治療しようと決意したときに思わぬ苦労をすることになります。

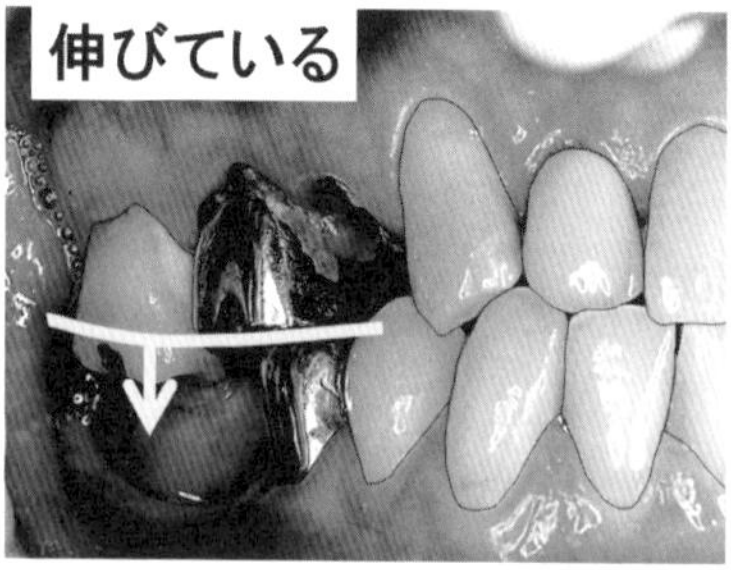

入れ歯を入れていなかったので、相手の歯が伸びてきてしまい、咬み合わせの平面が崩れてしまっている。良い入れ歯を作るには良い咬み合わせに整える必要がある。

★義歯破折とボロボロの残存歯

あんまりよく噛めないけど、「仕事が忙しくて先延ばしにしてしまった」

軟らかいものばかり食べていたんだけど、入れ歯が割れてしまったので来院されたケースでは、入れ歯で揺さぶられたブリッジがかろうじてお口の中にとどまっているような状態で、残っている歯のほとんどをダメにしてしまっていました。

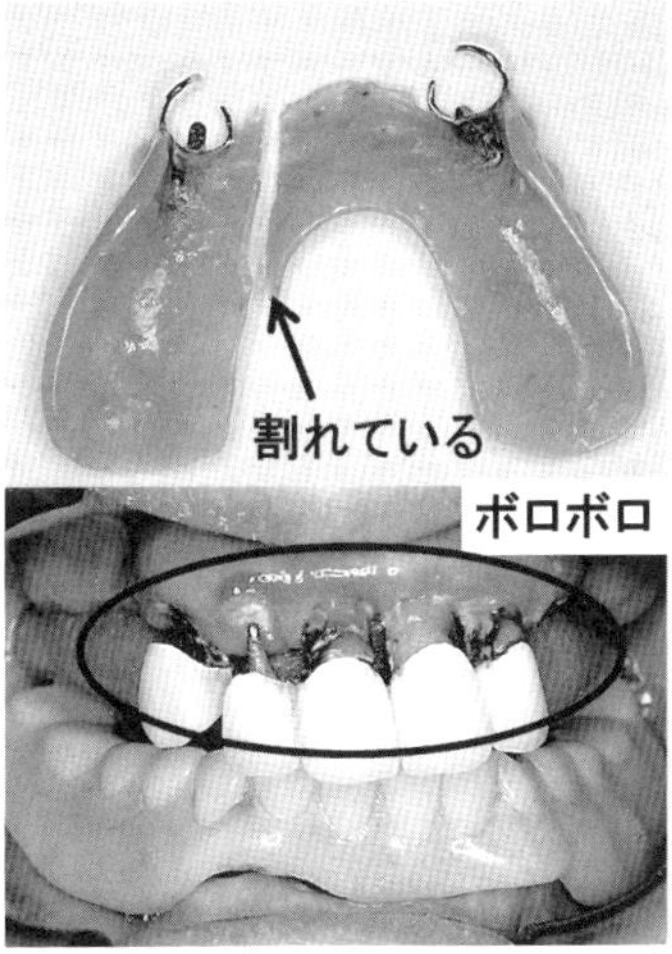

歯を揺さぶりながら、咬み合わせが安定しないために割れてしまった入れ歯と揺さぶられ続けてボロボロになってしまったブリッジ

インプラントは万能か？

もうだいぶ一般的な治療になってきているのでご存じの方も多いと思います。歯を失ったあごの骨に、金属やジルコニアのネジを入れて人工の歯根を作ります。その上にセラミックなどで歯冠部分を作ります。

ご自身の歯と同じような感じで、もう一度歯が復活するようなイメージでしょうか。しっかり噛めるようになって、取り外しの必要もありません。

日本の入れ歯がダメなら、インプラントでしょうか。それは本当にあなたの望む結果になるでしょうか。

骨に金属の根っこを埋め込んで歯を作るインプラントは、確かに硬い食べ物を噛むことができるようになるでしょう。

・失った歯を取り戻すことができる。

・硬いものをしっかり噛めるようになる。

素晴らしい治療法です。それでも、決して良い面ばかりではありません。

当院では、「インプラントが嫌なので、他の方法を探しています」という相談を受けることが多いのです。

インプラント治療を行った人が身近にいる方は、

「手術前も手術自体も、手術が終わってからも、しばらくと言っても結構長いあいだ落ち着くまでとても大変そうだったし、何より、毎日、四六時中、細かくインプラントの歯のお手入れをし続けて、歯科医院にもしょっちゅうお手入れのために通っている姿を見ていると、あんなことをずっと続けていくことになるなんて、とてもじゃないけど自分には無理だと思う」

と言います。

インプラントの周囲の歯ぐきが炎症を起こしてしまうと、ご自身の元々の歯よりもひどい状況になりかねません。

「インプラントは後がたいへん。やらなければよかった」と後悔している人も多いのです。

インプラントの周囲に炎症が起こらないように、今まで以上に歯のお手入れを神経質に行わなければなりません。

介護や看護の現場にかかわっている方々は、往々にして「自分の勤める施設は、ていねいな口腔ケアを行うような意識も人手もなく、（入院患者や入所者の）口の中の状況はとても悪いです。もし、自分が将来、施設に入って介護や看護を受ける立場になったときに、今の勤め先と同程度の口腔ケアしか受けられなかったら？　と思うと怖くてインプラントは絶対に嫌です」と言ってインプラント以外の選択肢を求めています。

別の社会的問題が潜んでいて、歯科医師として申し訳ない気持ちになりますが、まだまだ、日本の口腔ケアのレベルは低く、自分の意思で口腔ケアを行うことができなくなった時に、インプラントがダメになってしまうリスクが高いと感じていて、恐れている人が多いようです。

そのインプラントを使い続けたら

また、メンテナンスで来院している方が話してくれたのは
「知り合いがインプラントで大変なことになったの！　昔は全部インプラントにして『ベンツ１台分の治療費がかかったけど、なんでも噛めるようになった』って自慢していたんだけど、最近になって、インプラントの周りが化膿して、骨が溶けてひどいことになっちゃったんで、結局入院して手術で全部取り除いたのよ。インプラントって怖いわねぇ」
と言います。

もう何と言ったらいいか。そのお話を聞いた時は言葉に詰まってしまいました。
その時はしっかりと噛めるようになってすごく良くなったとしても、日々のていねいなお手入れと、きめ細やかな歯科医院での管理をその先々まで継続することができなかったら、大きな健康被害を招いてしまう可能性があるということです

ね。

他にも「知り合いのお母さんがインプラントで、最初は『よく噛めるようになった！』って喜んでいたんですけど、施設に入って介護生活になったらインプラントがひどいことになったみたいで、『こんなことならインプラントなんてやらなければよかった』と言っていました」。

などなど、あくまでも当院に寄せられる相談内容で、インプラント自体を否定するつもりは全くありません。手術が成功して、インプラントが定着すれば、なんでもしっかり噛めてすごく良い方法だと思います。

しかし、実際に同じようなお悩みを持った患者さんがたくさんいらっしゃいます。ある歯科衛生士（昔は歯科医院内で勤務し、子育てのために数年のブランクがあり、施設への訪問歯科診療で歯科衛生士に復職した方）が話してくださった体験では、

「施設に入所されている寝たきりの方が、インプラント周囲炎で膿《うみ》がひどいので

臭いもすごいんです。炎症がひどくてあごから首の筋肉が拘縮してしまっていて、ほとんど口が開けられません。だけど体の病気がいくつかあって寝たきりなので、インプラントを除去する手術もできません。私たちが訪問した時にできるだけきれいに清掃してあげることしかできなくて。以前、歯科医院の中だけで働いていた時にはインプラントは良いものだと信じて疑いませんでした。今は、インプラントは恐ろしいと思います」

いま一度、今の方法が本当に自分に適した方法か、よく検討して後悔の無いようにしていただきたいと思います。

第3章

医療先進国ドイツが実践する「テレスコープシステム」

高くても良いものを長く使うドイツ人気質

ドイツのことわざには、「わが家は安物を買うほどお金持ちではない」という格言があります。「質」の良いものは費用が高いけど長持ちし、新しく同様のものを何回か買い換えることを考えれば却って「安くつくのだ！」ということです。良い物を選んで買って、長く使うのがドイツ人の生き方となっています。

真面目で時間厳守、周囲の目を気にするドイツ人は、日本人とよく似ていると言われます。一方で、日本人と大きく違うのは、ドイツ人が「世界一のケチ」と言われるほどの倹約家であるという点です。日本人と違って、ファッションでいえば、高価なブランド物には興味を示しません。必要以上に手間やお金を掛けることはなく、女性はほとんどメイクをしません。あくまでも機能性重視で、高い理由に納得できなければ購入しません。だからドイツ製品は合理的で精巧で頑丈なイメージのものが多いですよね。

そんなドイツ人が現在でも歯の治療に活用しているドイツ式入れ歯・テレス

コープシステムは、機能面はもちろんのこと、基本的には、一度作ったら新たに作り直すことなく、お口の中の経年変化に合わせて修理・修正しながらずっと使用することができます。

ドイツ人の気質そのものとも思える、合理的で堅固、質実剛健で精度の高いとても優れた入れ歯。それがドイツ式入れ歯「テレスコープシステム」です。

130年以上続く研究開発の歴史

1860年にR.W.Starrがブリッジの装置（84ページの図参照）として、シリンダータイプのテレスコープを考案しました。二重冠構造で取り外しのできる可撤式のブリッジです。そして、現在までの130年以上の歴史の中で、常により良い方向へと研究開発が繰り返されています。

現在のような精密なテレスコープシステムの方法は、１９２９年にHäuplとReich-born-Kjenerudによって発表されています。その後も欠点を補い改良が重ねられて、現在ではさまざまなテレスコープシステムが用いられています。

コーヌスクローネは、フライブルグ大学に在籍中だったK.H.Köerberが発表した技術です。

リーゲルテレスコープは、チュービンゲン大学のStrackと技工マイスターE.Schlaichによって考案されました。その後、Strackの助手をしていたE.Köerber, M.Hofmannが改良を加えて発表しました。

レジリエンツテレスコープは、SprengとGraberが開発した緩衝型テレスコープに対して、チュービンゲン大学のM.Hofmannが改良を加えて発表された技術です。

いずれにしても長い歴史の中で発展してきた技術であり、パーシャルデンチャーの設計の問題を始め、

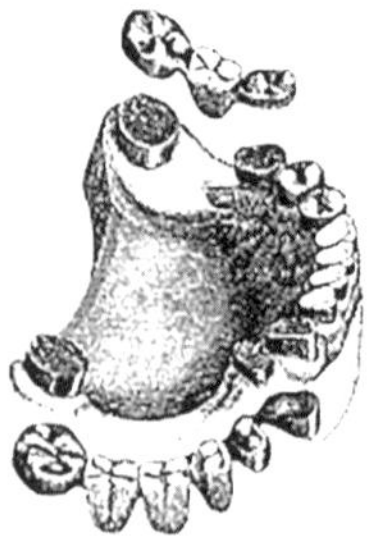

R.W.Starrが考案した、二重冠構造で取り外しができる可撤式のブリッジ

製作方法、使用金属、適応症等の深い知識と確かな技量で正しい臨床操作と技工操作が行われて初めて、ドイツのクオリティーが生み出されます。

ドイツ式入れ歯・テレスコープシステムとは？

ドイツ式入れ歯**【テレスコープシステム】**とは、歯科先進国ドイツで伝統的に使われている部分入れ歯です。ドイツは世界中でも入れ歯の技術がもっとも進んでいる歯科医療先進国です。当院ではそのドイツで伝統的に使われている、「テレスコープシステム」という部分入れ歯を推奨しています。

テレスコープシステムでは、日本で一般的な歯に引っ掛けるバネを使いません。テレスコープシステムは、二重冠構造のハメ込み式の装置を使うタイプの入れ歯のことです。この部分入れ歯は、質の高さや長持ちする治療を求めるドイツで生まれたため、基本的には一度作ったら作り直すことは少なく、年を経るごとに口の中の変化に合わせて修理しながらずっと快適に使用することができます。

日本では最新の部分入れ歯であるドイツ式のこの部分入れ歯ですが、硬いパンや肉を好む国民性のドイツでは130年以上の長年に渡る改良と進化が重ねられてきました。ドイツでは特定の歯に負担をかけることなく入れ歯を固定できる、非常に精密で歴史のある入れ歯として今でも広く活用されていて好評です。

従来のバネを使った部分入れ歯のリスク

部分的な入れ歯で、日本で現在多く使われているのは、失われた歯の両側に残る健康な歯にバネの金具をかけて止めるバネ式の入れ歯です。この入れ歯は健康保険が適用になるので、日本では多くの方に利用されています。

ところが歯科先進国であるドイツでは、このバネ式の部分入れ歯は「歯には良くない」「古い方法」とされています。なぜならば、バネ式の入れ歯は、歯に横揺れを起こしたり歯を引き抜く方向に作用したりしてしまうため、長期間利用していると健康な歯にも負担がかかり、残っている歯も抜けてしまう作用を引き起こすからです。

ドイツではすでに40年以上も前に、クラスプの入れ歯は否定されているのです。そして、ドイツの大学ではクラスプの義歯は教えていません。しかし、日本では、未だに保険の入れ歯はクラスプの義歯しか作れません。

大学教育でも、他の国では既に用いられていないダメな方法しか教えていません。なので、自費診療・保険外の入れ歯でもクラスプの入れ歯しか知らないし、作れない歯科医師や歯科技工士がほとんどです

日本で一般的なバネ式の入れ歯は、安い、ということがメリットかもしれませんが、しっかりと噛めるようになることは珍しく、残っている大切な歯にダメージを与え続けて、歯を失うたびに最初から作り直しをしなければならない。そしてまた次の大切な歯を揺らしてダメにしてしまう。という悪循環になっていることがほとんどです。

テレスコープシステムのメリット

1、食事中や会話中に外れてしまう危険がほとんどない
2、レバー式の入れ歯に限らずどのような設計でも、取り外しが非常に楽にできる
3、違和感がなく、快適な装着感で夜寝る時も外す必要がない
4、歯の内側で固定できる方式のため、固定効果で歯への負担が非常に少ない
5、交換が必要な従来の部分入れ歯に対して、修理しながら長期間でも使用可能
6、この部分入れ歯は歯列が非常に美しく見えるので審美的にも大変優れている

なぜ、テレスコープ義歯（テレスコープシステムで作られた部分入れ歯）できれいにした方が良いのでしょうか?

1、きれいな見た目によって笑顔に自信を持ち、精神的な健康をサポートします。歯を見せて笑うと「好感が持てる」「親近感がわく」などの好評価が得られやすくなります。笑顔には、社会的に大きな役割を担う効果があります。歯を見

せない笑顔は「心から笑っていない」と、受け取られる場合があります。

2、入れ歯ががっちりと固定されるので、しっかりと噛めるようになります。また、入れ歯がズレることがないので、噛んでも痛くない入れ歯となり、気兼ねなく美味しい食事を楽しむことができます。
合わない入れ歯で、軟らかい炭水化物中心の食生活は危険です。満腹感が得られても、体に必要な栄養は全然足りない食事になってしまいます。噛めて痛くない入れ歯で、バランスのとれた健康的な食生活を送れるようになることは、健康寿命を永く保つためのとても重要な要素です。

3、咬み合わせを改善することで、機能的に歯が壊れにくくなったり、入れ歯で歯を固定するので、大切な歯を失うリスクを軽減できたりします。

4、元々、残っている歯を守り、壊れにくい入れ歯です。もし、将来どこかの歯を失うことになってしまったとしても、従来の入れ歯のように一から作り変えることはありません。修理・修正することで、ずっと永く使っていくことができます。

ドイツ式の入れ歯なんて……と思われる方もおられると思いますが、すでに多くの方が、明るい笑顔と楽しい食事時間を取り戻しています。まだまだ日本では、残念ながら部分入れ歯は噛めるようにならないもの、総入れ歯になるまでのつなぎのものと思われています。それでも、ドイツ式の高度な技術を駆使した入れ歯・テレスコープ義歯は従来の部分入れ歯の概念を覆します。

残っている自分の歯を保護し、しっかりと噛むことができるようにするには、テレスコープ義歯でしか解決できない場合がたくさんあります。

入れ歯が悪いと……咬み合わせがうまくいかないことで、様々な問題の原因となり……健康を大きく害することさえあります。

インプラント時代でもテレスコープ義歯

インプラントは歯を失ったあごの骨に、金属やジルコニアのネジを入れて人工の歯根を作り、その上にセラミックなどで歯冠部分を作ります。ご自身の歯と同じような感じで、取り外しの必要がない、というイメージをお持ちのことだと思います。

ところが、インプラントを歯の取り外しをしないで固定してしまうようにすると、様々な問題が出てくるようになりました。


インプラントは自分の歯よりも強く噛んでしまう傾向にあり、咬み合わせを構築することが難しく、インプラントの白い歯の部分が欠けてしまい、インプラント本体が割れてしまったり、再作製を余儀なくされるケースが多々ありました。

それを防ぐために、寝るときは必ずマウスピースをはめるように指導され、嫌々ながら仕方なくマウスピースをはめて寝ることを習慣化している、なんてこともあります。

もっとひどくなると、インプラントのところだけ噛まないようにされている場合も見受けられます。インプラントの白い歯の部分は壊れにくいかもしれませんが、何のために歯が必要なのか分かりませんし、となりの歯の噛む力の負担が増えてダメージになってしまいます。

またとなりが抜けたらインプラント……? という不安が常々、頭をよぎります。

50代の男性のケース

右下の一番奥の歯を10年くらい前に失いインプラントの手術を受けました。しばらくは良かったのですが、インプラントの手前の歯が悪くなってきて、これまた抜歯を余儀なくされたそうです。そこで失った歯の部分にインプラントを提案されたということでした。

失った歯の部分だけでなく、他にも調子が悪い歯があります。この先の人生ずっと「歯を失うたびにインプラントの手術を受けて、また1歯、また1歯とインプラントを増やしていくことになるのか？　と、考えると不安であり、疑問に感じ、ちょっと納得がいかない」という思いがあるので「インプラント以外の治療方法について相談したい」ということで、他に良い方法がないか？　と探していたそうです。

お口の中を拝見すると、下あごの右側第一大臼歯（奥から2番の歯）を喪失しています。また、奥のインプラントは、歯の白い部分が欠けてしまっていて、とても小さくなっています。対合歯の右上第二大臼歯（一番奥の歯）も咬合面が平らでツルツルに削れてしまっていました。

現在の咬み合わせの状態と治療したらどのようになるかのシミュレーションについて説明させて

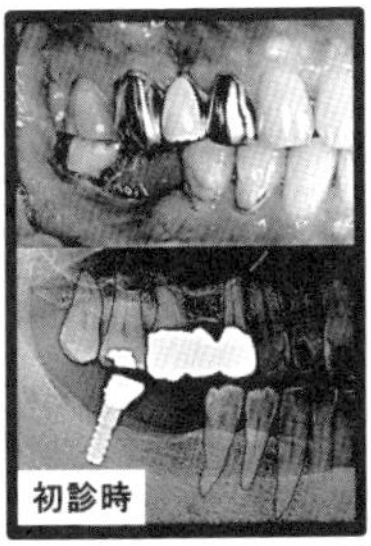

インプラントの隣を喪失
歯を失う度に手術を
受け続けるの!?
上：初診時の口腔内
下：レントゲン

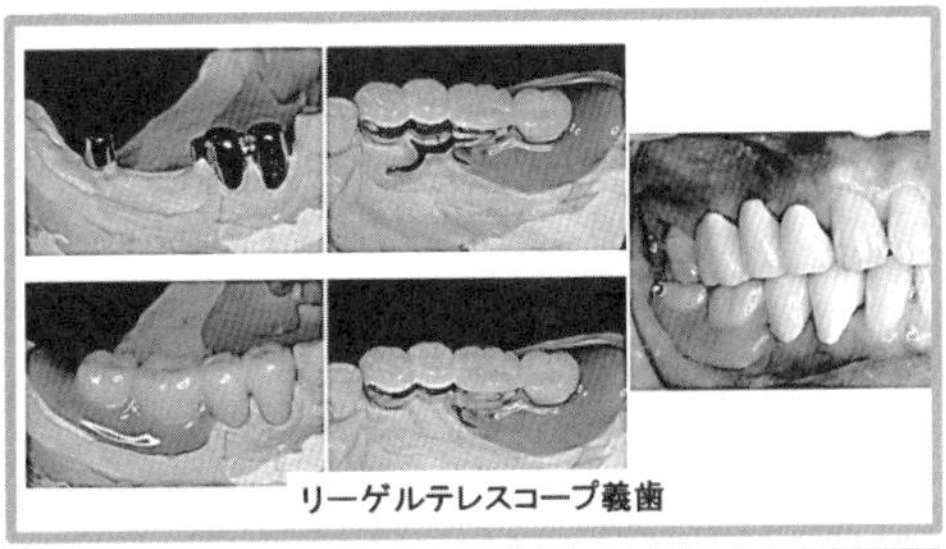

インプラントを利用したドイツ式入れ歯
二重冠構造の義歯でインプラントと自分の歯を一体化
左上：内冠
左下：外冠の頬側　中上・中下：外冠の舌側（レバー開閉）
右：最終補綴後の口腔内

いただいた相談の結果、既存のインプラントを利用した**リーゲルテレスコープ義歯**（上あごの他の悪くなってしまっているところは**コーヌステレスコープ義歯／テレスコープ義歯**については第4章を参照）を今回の治療のゴールに設定しました。

インプラントを組み合わせたリーゲルテレスコープ義歯について、どうでしょうか？

一般的にはひとたびインプラントを植えたら、その後は、歯を欠損するたびにインプラントを増やしていくことになります。それも選択肢としてはありかもしれませんが……、できるだけ将来に歯を失うことにならないような治療計画に基づいて治療を進めていきたいと思います。

あるいはどうしても、将来的には失うリスクの高い歯だけれど今すぐ抜歯してしまうのはオーバーなので今回はその歯も含めて使っていく治療計画にしよう、ということであれば、先々で、場当たり的な治療に終始することのないように、その歯を失う時期が来たらどのように回復していくのか？　という点まで、深く考慮してから治療にあたった方が良いと思います。

インプラントと自分の歯を直接連結することは、お勧めできません。天然歯とインプラントでは、あごの骨とのくっつき方が違うので、トラブルが起こる可能性が高く、現在は天然歯とインプラントをブリッジで直接つなぐ治療法は一般的ではありません。ドイツ式の**リーゲルテレスコープ義歯**を用いることで、間接的に自分の歯とインプラントと義歯を安全に一体化させることができ、どこで噛んでも均等にその力が分散するようになります。このケースのように、一番奥、最遠心部にインプラントが埋入してあることで、噛む力がかかった時の入れ歯の下の歯ぐきの沈み込みが無くなり、手前の自分の歯への力の負荷が軽減されます。

インプラントが無くても十分に効果的で長持ちする義歯ですが、インプラントがあることで、より安定した状態が得られます。また、取り外しができるメリットとして、万が一、将来何かしらの支障が出たとしても、比較的容易に修理・修正することが可能です。

治療後には「説明の内容もとてもていねいで、安心してお任せすることができました。これまで何件も歯科医院を回り、なかなか満足のいく治療をしてもらえなかったり、不具合が起きたりしていましたが、初めて満足のいく治療をしていただけました。おかげ様で、毎日快適に食事・生活ができております。」という感想をいただき、私たちも感激しています。

また、インプラント周囲炎の問題もあります（第2章「インプラントは万能か？」参照）。

そこでドイツでは、インプラントにもテレスコープシステムを応用しています。噛む力を全体に分散できるので、壊れにくくなり、何かあってもいつでも取り外しが可能なのですぐに修理できます。

直接くっつけて取れないようにするよりも、取り外せるテレスコープシステムと組み合わせたほうがはるかにメリットが大きくなるからです。

30代で入れ歯に……テレスコープで悩み解決

「若いのにもう入れ歯になってしまうなんて……」「恥ずかしい・誰にも相談で

きない・歯科医院に行くのが怖い……」実は30代・40代のたくさんの方が「歯が悪くなってしまったことは分かっているけど、誰にも話せない」と悩んでいます（第4章「リーゲルテレスコープ義歯」117ページ参照）。

入れ歯はお年寄りのイメージで受け入れがたい。なんだか上手にしゃべれない、思い切り笑えない、あれもこれも食べられない……などの悩みです。

あなたの歯はあなたの個性を決定づけます。お口は、人生の喜びが集約されている器官です。美味しい食事を味わう喜び、他者と良好な関係を築く喜びも咀嚼《そしゃく》機能が保てなければ失ってしまいます。楽しくおしゃべりできる、清潔感のある笑顔は、円滑なコミュニケーションを行うために重要です。

だれもが秘密にしたい歯の悩み、解決します。

歯を失ったらインプラントで歯を復活できます。インプラントは優れた方法です。しかし、骨の量が足りないとか、糖尿病や高血圧といった基礎疾患があるなど、条件によっては難しい場合があります。さらには、骨に埋め込む手術が怖い・

将来全ての歯がインプラントになるかと思うと憂鬱《ゆううつ》・（昨今の報道などによって）インプラントにネガティブなイメージがある、という方も少なくありません。

従来の入れ歯ではない。インプラントでもない。ドイツ式テレスコープシステムという第三の選択肢があります。

1、食事中や会話中に外れることがほとんどない。
2、それでいて、取り外しや装着はスムーズに行える。
3、違和感が少なく快適な装着感で、夜寝る時も装着したまま。
4、歯を内側で固定する固定効果で、歯への負担が非常に少なく歯を守る。
5、お口の環境変化に合わせて、修理しながら長期間でも使用が可能。
6、入れ歯だと気づかれない・入れ歯のバネが見えないので審美的に優れている。

よく噛んで、明るい笑顔で、楽しくおしゃべり、そんな喜びを噛みしめることができるのが、ドイツ式入れ歯・テレスコープシステムの特徴です。それでは第4章で詳しく解説いたします。

第4章

ドイツ式入れ歯の費用、品質、効果は？

検査から治療に1年かかることも

ドイツ式入れ歯は、入れ歯の治療技術が最も進んでいる国・ドイツで生まれ、発展してきた入れ歯で1886年から始まり、すでに130年以上の歴史があります。ドイツ人の国民性は〝費用がかかっても質の高い長持ちする治療を選択する〟という考え方を持っています。

そのため、ドイツ式入れ歯だけでなく、ドイツ製品はあらゆるものが品質重視であり、丈夫で長持ちするように考えられています。そのような考え方を踏まえて、質の高い丈夫で長持ちする実績のあるドイツ式入れ歯の実際を知っていただきたいと思います。

事前に入念な検査や治療計画といった綿密な下準備が必要で、簡単には作製できません。

本来どのような治療であっても十分な診査を行い、治療計画を決めてから治療に入ることが大切です（第５章１５７ページ参照）。

ドイツ式入れ歯の製作期間は、おおむね3カ月から半年程度です。綿密に型取りを行い、精巧な製作過程を経て仮合わせの確認作業などをていねいに行い、より良い義歯を完成させていきます。ところが、いきなりドイツ式入れ歯の製作過程に入れるケースはとても稀です。

とてもチープな保険診療の入れ歯であれば、半年ごとに新たに作り直してもそういう制度ですからよいかもしれません。

しかし、高額なドイツ式入れ歯は、半年ごとに作り替えるなんてわけにはいきませんね。20年、30年、できればその先を見据えて治療計画を立てて治療に入ります。

そのため残っている歯の状態を十分に考慮して、義歯製作を始められるように基礎治療を行い、お口の中の環境整備を行うことが不可欠です。初来院時から1〜2カ月程度で、ドイツ式入れ歯の作製に入れるかもしれませんし、基礎治療にもう少し時間が必要かもしれません。

★テレスコープ義歯の作製に当たって

もしも、ドイツ式入れ歯を作製しようと思い立った時点で、残念ながら予後が悪く歯を抜かなければならない歯があったとしたら、歯を抜いたところの歯ぐきや骨の形が安定して変化しなくなるまで、抜歯からかなり早くて3カ月、できるだけ半年や1年くらいは、身体が治してくれるのを待たなければなりません。

抜歯後の顎堤の変化

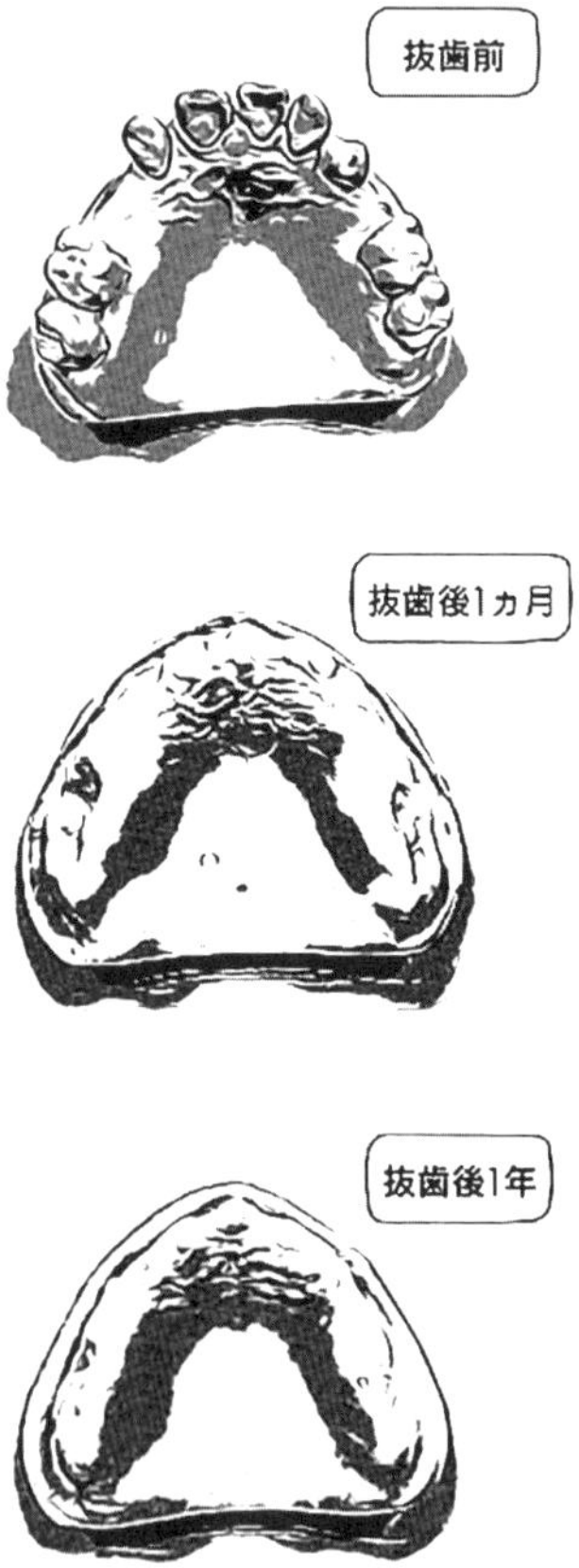

長期間安定して人工臓器として機能するために、その製作過程は、たとえ時間がかかってでも、患者さんと私たちが一緒に努力して進める必要があります。決して一朝一夕には作製できません。

重要なことなのでくり返しますが、治療期間としては、早くて4カ月程度、たいていの場合で半年くらいは期間が必要なことが多く、1年くらいかかることもあります。保険診療ではないこと（高価格）もネックになるでしょうか。ドイツ・チュービンゲン大学の教授は「ポルシェ1台分くらいの治療費」と言っていました。日本ではそこまでのケースは稀ですが、国産車1台分くらいの治療費にはなるでしょうか。もしかしたら、高級国産車1台分くらいになるかもしれませんから、全くないとは言い切れません（患者さんによってそれぞれ状況が違うので、治療計画を立ててみないと治療費がいくらになるかは、はっきりしません。逆に診査・診断を行うことではっきりします）。

なぜ高価格になるのか？　その理由は、患者さんが相対する歯科医院の先生やスタッフによるチェアタイム（実際に患者さんを診療・治療している時間）に必要な技術、知識や時間だけでなく、もっと多くの人が係わり、その何十倍も、綿密な治療計画を練るための知識や時間を必要とし、実際に精密なオーダーメイドの義歯を作製するための高度な技術と膨大な時間やコストをかけて、妥協することなく作製していくものだからです。

多少の不具合は我慢しながら半年ごとに作り替える、いわば〝使い捨ての入れ歯〟を何度も何度も製作して、ゆっくり「抜歯装置」で入れ歯を作り直すたびに歯を失いながらやがて総義歯になるまで安い入れ歯を新調しながら使っていくのか。その時は費用が掛かっても、良い状態が長く続いて、途中で修理することがあったとしても長持ちして使い続けられる義歯を目指す方が、歯と健康を守って快適な時間が長く、長期的な視点ではコストパフォーマンスが良いと考えるのか。

どちらを選択するかは、ライフスタイルや価値観、人生観さえもがその決断に影響を及ぼすと思います。あなたはどちらがより良い選択だと思いますか？

コーヌステレスコープ義歯（コーヌスクローネ）

■残っている歯の上から入れ歯を装着する

同じ形の紙コップを二つ重ねたら、逆さまにして振っても外れません。大量生産品ではない、茶筒職人が製作した伝統的に使用されてきた密閉性の高い金属製茶筒をイメージして下さい。摩擦力ではなく気密性の高さ・真空密着状態で、外れにくい安定した状態にするのがコーヌステレスコープ義歯です。

自分の歯に金属冠をかぶせ、その上から歯にかぶせた金属冠と全く同じ形をした入れ歯をはめ込みます。土台となる歯を入れ歯の内側の冠で覆うことで、入れ歯が土台の歯を固定して守ります。バネ式のように外側から金属や金具が見えないため、見た目も気になりません。歯を固定するようにしっかりとおさまって安定するので、しっかりと噛めるようになります。清掃性が高く、メンテナンスしやすいことも特徴です。

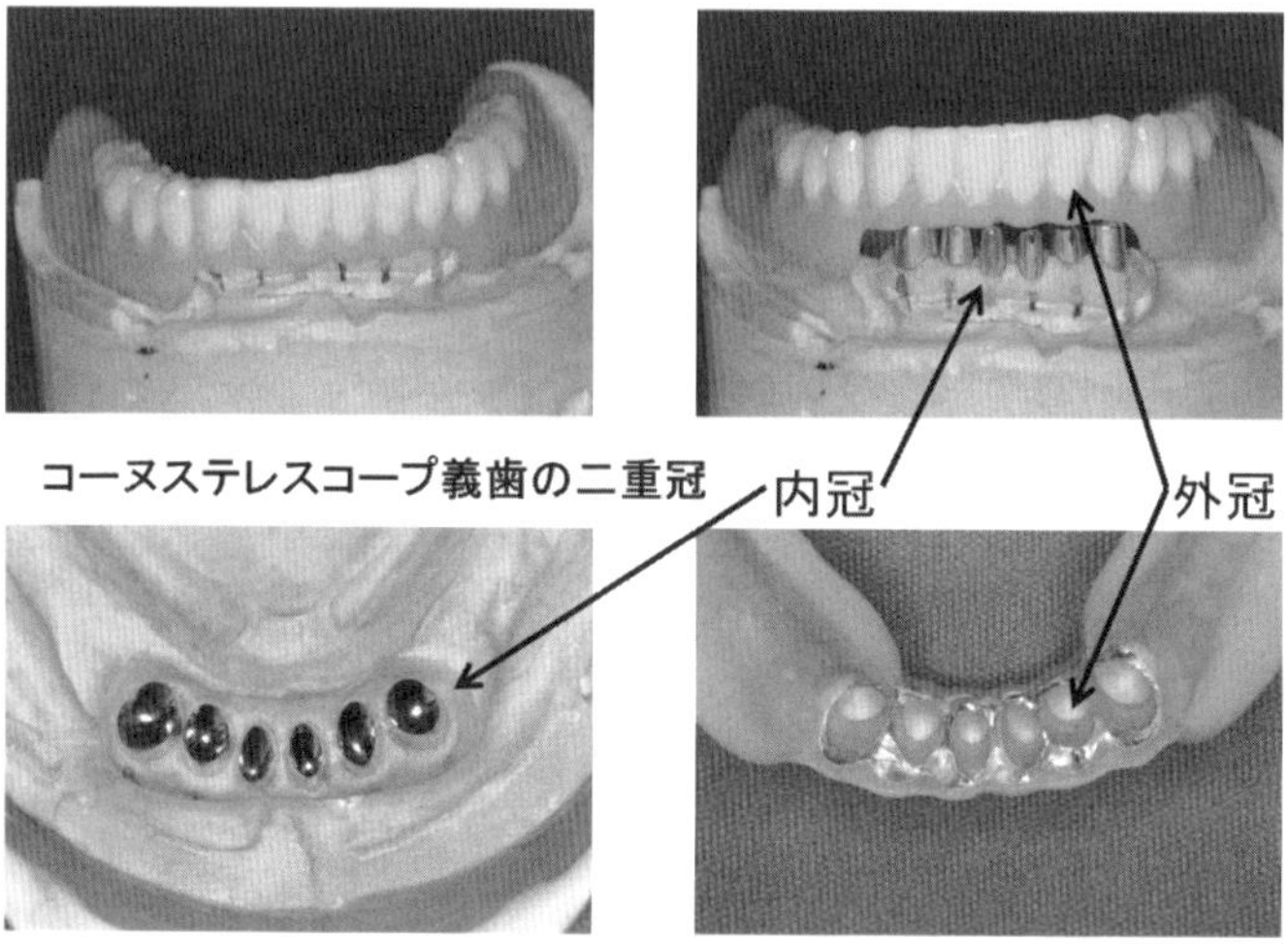

コーヌステレスコープ義歯の二重冠構造。はめ込んだらゼロフィッティングで外れない。

ただし、土台に使う歯は、かなり状態の良い歯を選んで使う必要があります。力のバランスを考慮した入れ歯の設計が重要であり、入れ歯の出し入れの力加減のコントロールなど、熟練の知識と技術が必要です。

■大切な家族と幸せな時間を不安なく過ごしたい

70代、主婦の方の場合は、「おばあちゃんの歯はレゴブロックみたい」……お孫さんに、ブロックのおもちゃで作った歯のようだ。と言われてショックだったそうです。涙目で伝えていただきました。小さな子どもは、思ったことをそのまま素直に口から出してしまいます（大人は言わないで心にとどめてくれますが、やっぱりいろいろと思っています）。

もちろん、食事をするにも入れ歯が痛くて噛めないですし、口臭も気になっているということでした。

今までの入れ歯のバネで揺さぶられ続けた歯はもう限界で、また数本の歯を失うことになってしまうという状況でした。

下あごをコーヌステレスコープ義歯、上あごをレジリエンツテレスコープ義歯（130ページ参照）で、回復を図りました。その結果は、次のとおりです。

＊何でも食べられる

ドイツ式入れ歯は二重冠構造で、入れ歯がズレたり、浮き上がったりしません。今までのように「これ噛めるかな？　これ口に入れて大丈夫かな？　これは無理だから嫌いなことにしよう」など、余計な心配や不安から解放されます。美味しいものを食べ、おしゃべりをしながら、家族との食卓を楽しむことに意識を傾けることができます。

＊清潔で臭わない

ドイツ式の入れ歯は外冠《がいかん》と内冠《ないかん》の二重冠構造で、外冠は取り外して洗えます。内冠はシンプルで清掃しやすい形です。過去の歯科治療による継《つ》ぎ接《は》ぎだらけの歯や入れ歯では、口臭の原因となる細菌が付きやすくなっていて、完全に取り除くことが困難な状況で、虫歯や歯周病

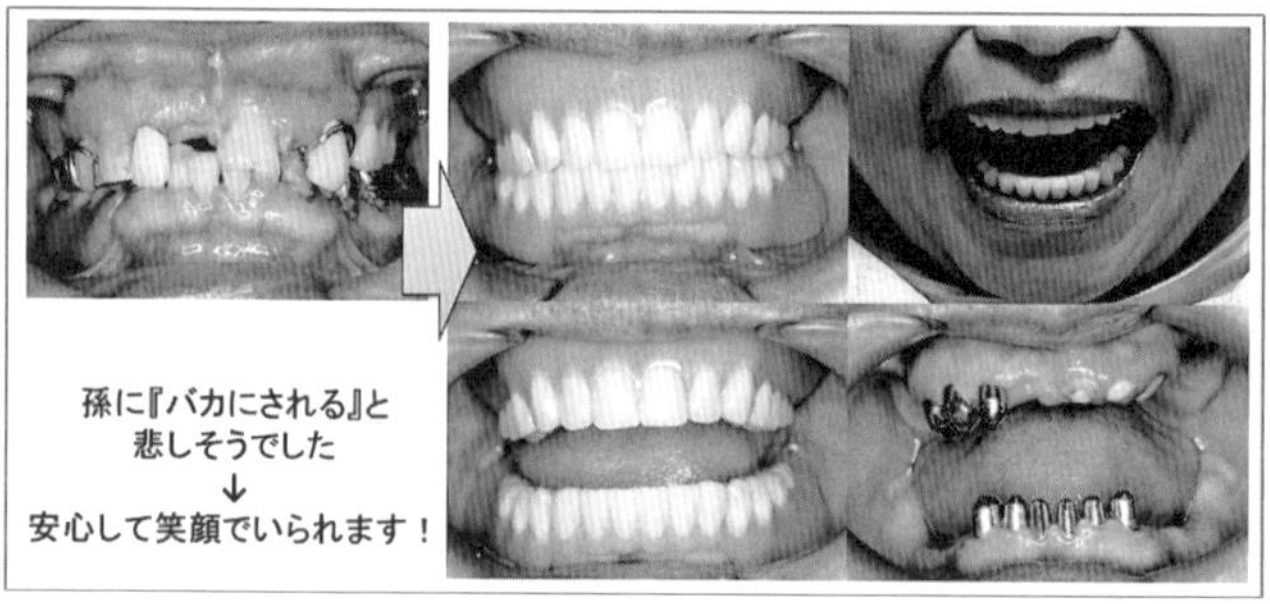
孫に『バカにされる』と
悲しそうでした
↓
安心して笑顔でいられます！

にもなりやすいです。シンプルでお手入れしやすいドイツ式入れ歯にしたら、清潔なお口を保つことができるので、口臭が改善します。

「臭くなくなった」と家族に言われたことを喜んで報告していただくことが、多々あります。

*きれいで自然な見た目

美しい口元は、歯が左右対称で、笑った時に上唇から2・3ミリ前歯が見えるものです。1番目の歯に対して2番目の歯は1ミリ短く、3番目の歯は1番目と同じ長さ。上下の歯の重なり具合。などなど、きれいで自然な見た目には、まだまだ、いくつかのポイントがあります。そして、入れ歯の金具が表に見えてしまったら、美しくはないですよね。

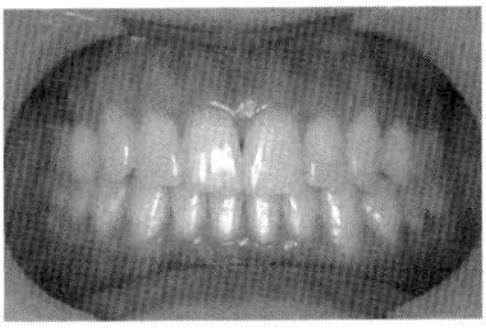
天然歯

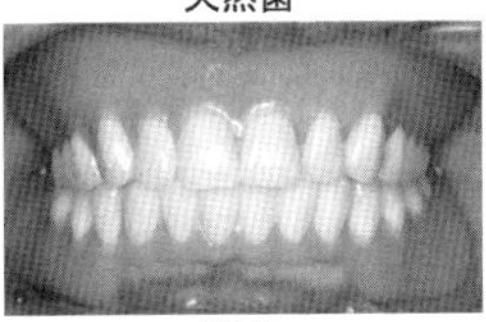
義歯

きれいで自然に

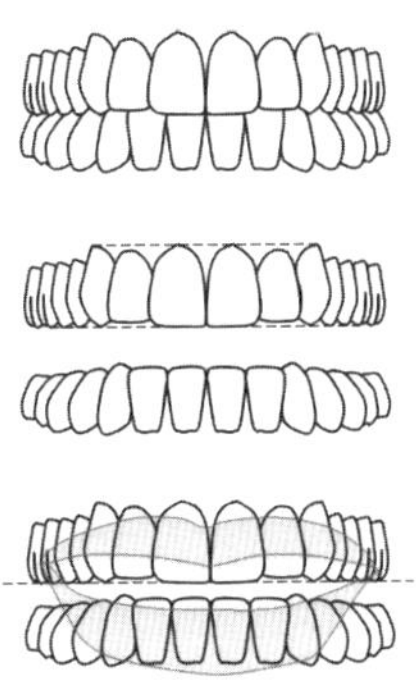

そのようなきれいのポイントを満たして笑顔が自然な口元になったら、家族との団らんの最中に、不意に歯のことで悲しくなる言葉を浴びせられることがなくなります。

さらには『きれいになった！』と、言ってくれるかもしれません。

後日、「周囲（の人たち）からも好評です！」と、満面の笑顔で報告してくれました。

■ 60代で初めての入れ歯でも大丈夫

左上の歯が動いて噛むことができない、60代の男性です。

左上のブリッジがグラグラと動揺することや左下の隙間に食べものが詰まることによって食事がしにくい！　というお話でした。

左側の上下ともに歯を失ってから長らく放置していたことで、歯が移動してしまっています。歯の位置がおかしくなってしまったことで噛むところの平面的な連続性が失われている状態です（第2章72ページ「対合歯挺出《ていしゅつ》」を参照）。

そんな、咬み合わせのバランスが崩れたまま、咬合平面が狂った状態に合わせて左上のブリッジが作られていました。咬み合わせの不調和の影響によって、１本は歯の根っこが割れてしまい、もう1本は、根っこの先まで歯を支える骨が失われてしまっています。すでに左上のブリッジの支えになっている手前側の２本の歯は抜歯せざるを得ませんでした。

元々、奥の2本が失われてブリッジになっていましたので、計4本の歯を連続して失ってしまいます。治療計画を立案するにあたって、持病により、インプラントは難しいです。患者さん自身もインプラントは望んでいません。どうしても入れ歯が必要です。

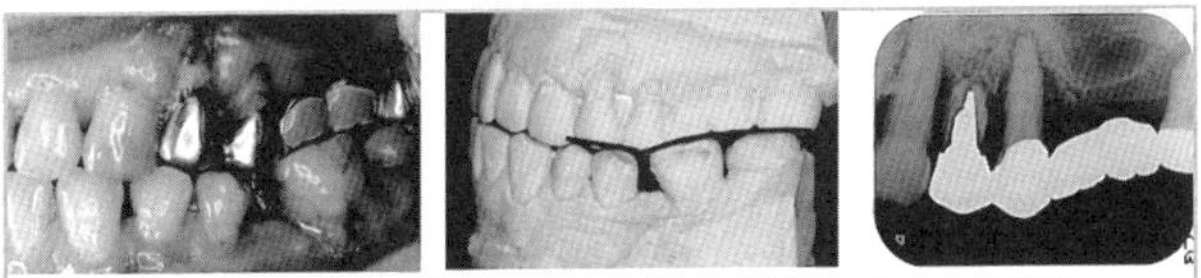

2本の歯を抜く必要があり、4本の歯が無い状態に→入れ歯が必要

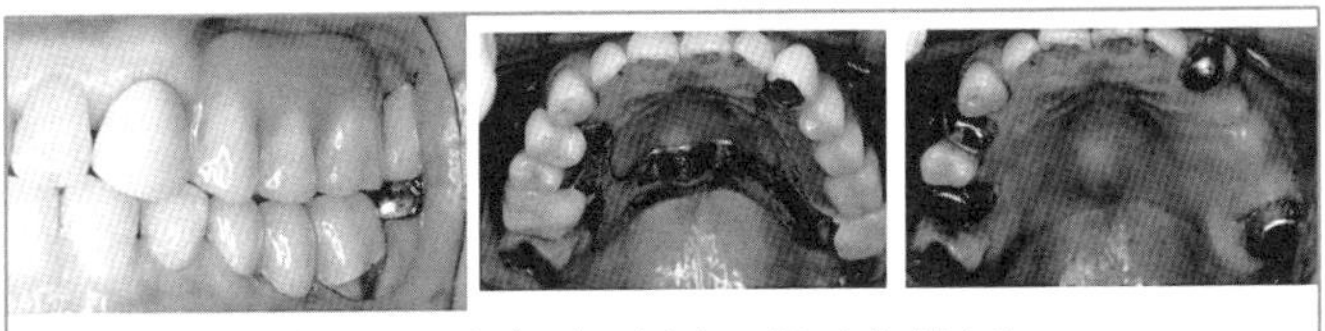

初めての入れ歯→気にならない・何でも食べられる

日本で一般的な入れ歯のスタイルでは違和感満載で、しかも入れ歯の支えとなる歯を揺さぶって悪くしてしまい、数年後にはまた歯が抜けて入れ歯の範囲が広がります。

現在の咬み合わせの状態と治療したらどのようになるのかを患者さんに説明し、相談した結果、ドイツ式のコーヌステレスコープ義歯を今回の治療のゴールに設定しました。

うれしい報告としては、「以前（歯が悪かったころ）はゴルフ場の昼食で、食べられるメニューが限定されてしまって、メニューによっては、噛めるかどうか、心配になることが多かったんだけど、ドイツ式入れ歯になってからは、何でも食べられるよ。（人生初の入れ歯だけど）食事中に気になることはないね。高かったけど、この入れ歯にしてよかった」という感想をいただき、私たちも安心しています。

■40代会社員の女性「しっかり噛めなくて、歯が壊れそう」

咬み合わせのバランスが悪く、下あごの左右の奥歯の銀歯で作られていたブリッジが外れて中が虫歯になっていました。

なぜコーヌステレスコープによるブリッジは安心・安全で奥深いのか？

＊このケースのような広い４点支持のコーヌステレスコープ義歯は、理想的な安定状態で、どこで噛んでも全体に力が分散して、どこかの歯に咬み合わせの負荷が集中してしまうことがありません。

＊精密な二重冠構造。歯に装着する内冠とブリッジの内側の外冠が真空状態で密着するゼロフィッティングで、一旦はめ込んだら頑丈でびくともしません。ところが、外すときは最初の一瞬だけ力を掛ければ、歯に負担なくスッと外せます。

そして、奥深さは、

＊修理が可能で、ずっと長く使っていけるということです。

そもそも、一般的な方法・左右別々の固定式ブリッジでも治療できたかもしれません（向かって右側は不安が残ると思いますが……）。ところが、この患者さんの場合、実は、上あごに問題がありました。

下あごは患者さんの自覚があったように虫歯で緊急にやり替える必要がありましたが、咬み合わせの機能を見る歯科医師からすると、患者さんの自覚のない上あごの歯の方がいつ壊れてしまってもおかしくない状態だったのです。それでも「上の歯は（他院で）高額のセラミックの歯を入れたばかりなので、まだやり替えたくない」というご要望です。

そうは言われても、なんでこんな状態でセラミックの歯にしちゃったの？　という状況で、今のままでは理想的な咬み合わせにすることが難しく、悪い状態の

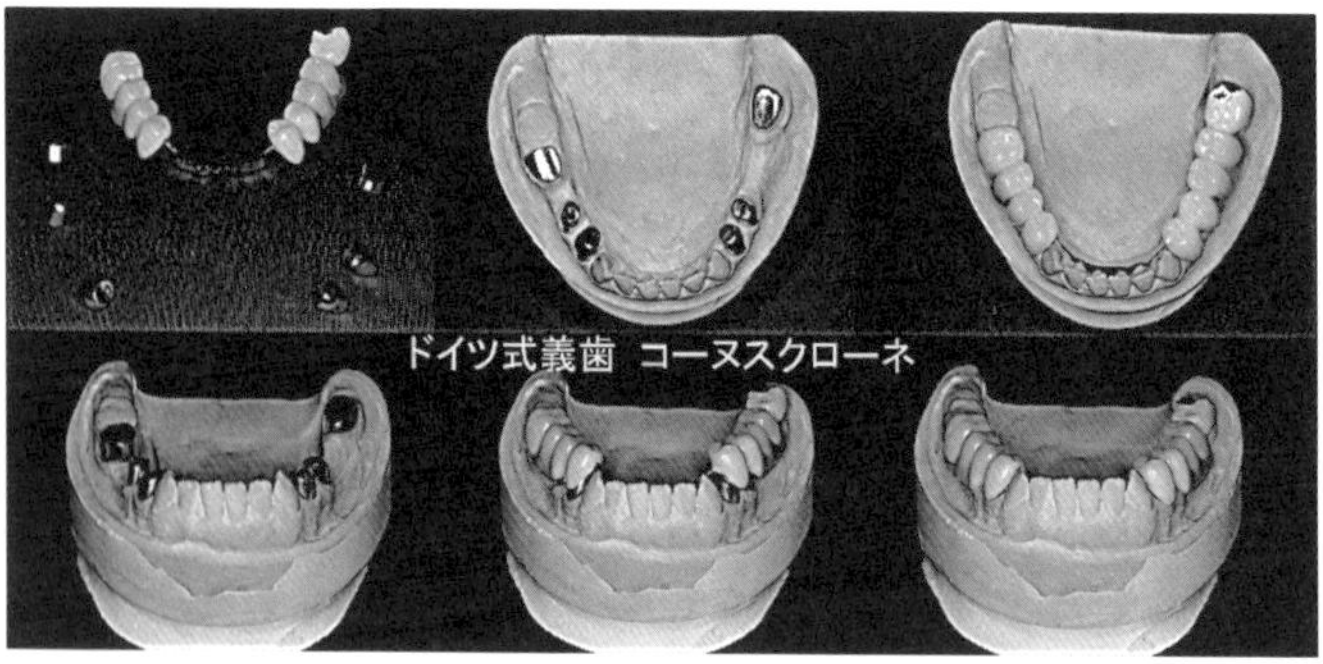

左下第一大臼歯と第二大臼歯を欠損（向かって右側の大臼歯を2本喪失）している。欠損範囲が大きいので、固定式のブリッジだと長い間良好に維持できるか不安

上の歯並び・歯の形に合わせて下の歯を作るしかありません。
将来、必ず大きくやり替える時期が来ると予測できます。

もし、下あごを固定式にしてしまって、上あごをやり替えるときは、
・悪い上あごに合わせて作った咬み合わせのバランスをとりにくい状態のままの下あごに合わせて上あごを作り、不安定な咬み合わせのままにするのか？
・良い咬み合わせにするためにもう一度、下あごも壊して上下を理想的に作り直すか？

ということになります。どちらも残念な選択だと思います。

取り外し式のブリッジを選択した理由は、
1、上あごをやり替える時に、下あごのブリッジを預かることができるからです。預かって修理することで、上下を同時に作製するのと同じように咬み合わせを一体化させて、安定した良い咬み合わせ状態に回復することが可能です。
2、清掃性が良く、土台の歯がまたまた虫歯になってしまうリスクを大幅に減

少します。

一度作製したものを長期間良い状態で使用し続けることを考慮しているのです。

■コーヌスクローネは究極の機能美

円錐の頂角12度（テーパー12度／コーヌス角6度）という絶妙な円錐形の内冠とそれにぴったり合った外冠が合わさる精密さによって、ドイツ製の安心・安全で長持ちする歯をもたらします。

従来のブリッジや入れ歯のイメージを覆す、快適なドイツ式の義歯です。

リーゲルテレスコープ義歯

■ レバーの開閉で義歯を固定させる

リーゲルとは、ドイツ語で『閂《かんぬき》』を意味します。リーゲルテレスコープ義歯は、かんぬきを使って入れ歯に『鍵《かぎ》』をかけてしまいます。土台に使う歯には鍵穴のついた冠をかぶせます。入れ歯には、かんぬきの鍵となるレバーが組み込まれています。小さな鍵のレバーを開け閉めすることで、入れ歯を歯に固定したり、歯から取り外したりします。

義歯と歯に鍵を掛けて、がっちりと

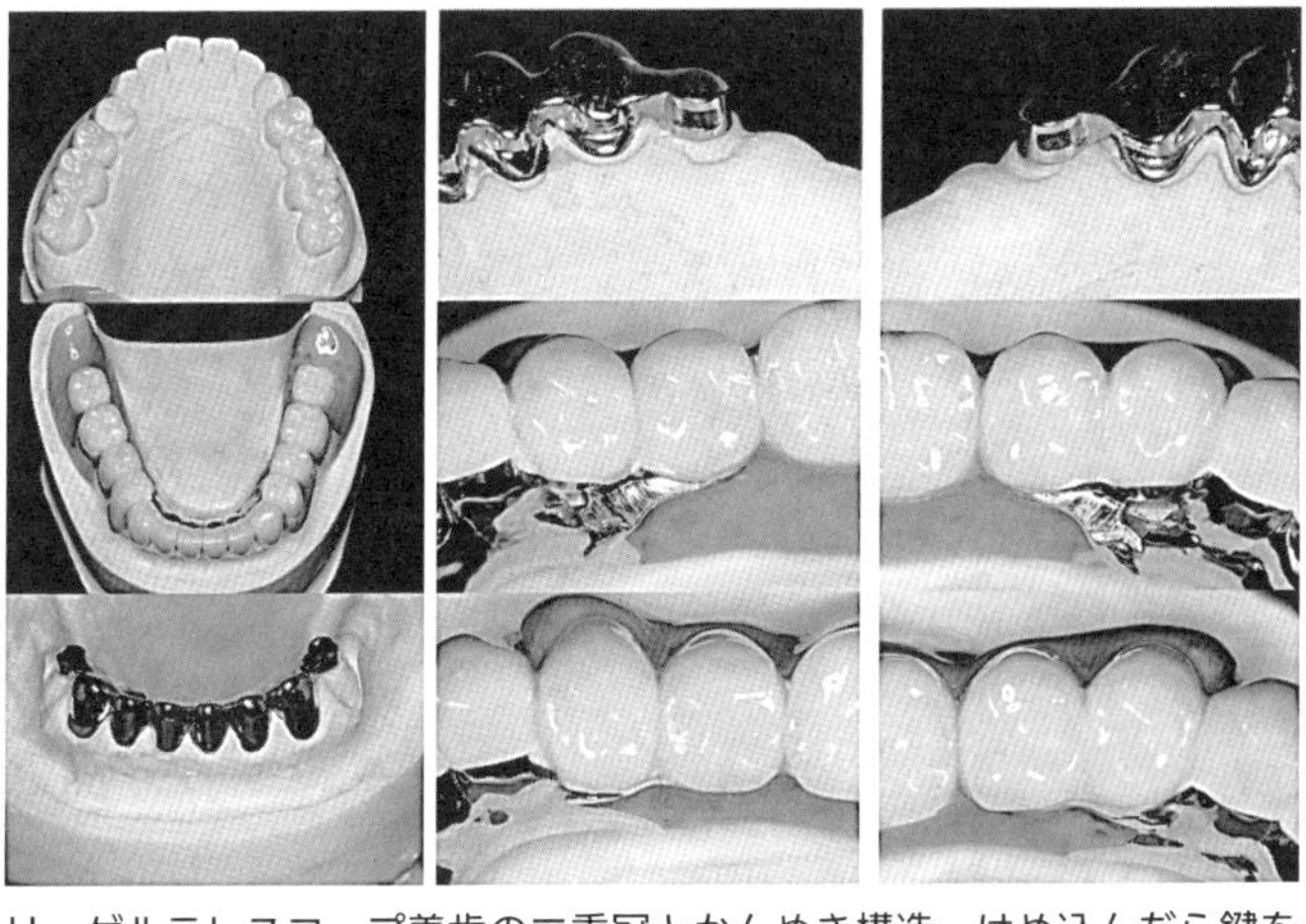

リーゲルテレスコープ義歯の二重冠とかんぬき構造。はめ込んだら鍵を掛けてロックするので義歯の動きがなく外れない

ロックしてしまいます。まったく入れ歯が動かないので、しっかりと強く噛むことができます。それでいて、鍵を開けると何の抵抗感もなく、スッと取り外すことができます。そのため、入れ歯の出し入れの時、歯には一切無理な力やダメージを与えません。

メンテナンスをきちんと行うことで20年以上使い続けることができ、長期的に見れば低コストの入れ歯と言えます。

■30代で入れ歯に……、でも大丈夫です！

下の奥歯がむし歯でボロボロの女性です。来院当初はまだ30代前半でした。数年前に他院で「入れ歯にするしかない」と言われ、まだ30代なのに……と、悲しい現実を受け入れることができずに放置してしまっていたそうです。ついに限界を感じて、当医院に来院されました。

来院時には、すでに右下の一番奥の歯を失っていて、左下の一番奥のクラウンと右下のブリッジが外れていました。元々、先天欠損で第二小臼歯と呼ばれる前から5番目の歯が生えてこなかったそうです。

そのため、中学生でブリッジになりました。その後は再治療の繰り返しです。歯科医院に通うたびに歯の神経が無くなり、何度もブリッジを作り直し、歯を失い、噛めなくなってしまいました。ボロボロの状態で「これ以上の治療をするには入れ歯にするしかない」と、歯科医に言われ、30代という若さで入れ歯になってしまうことがショックで受け入れられなかったのです。

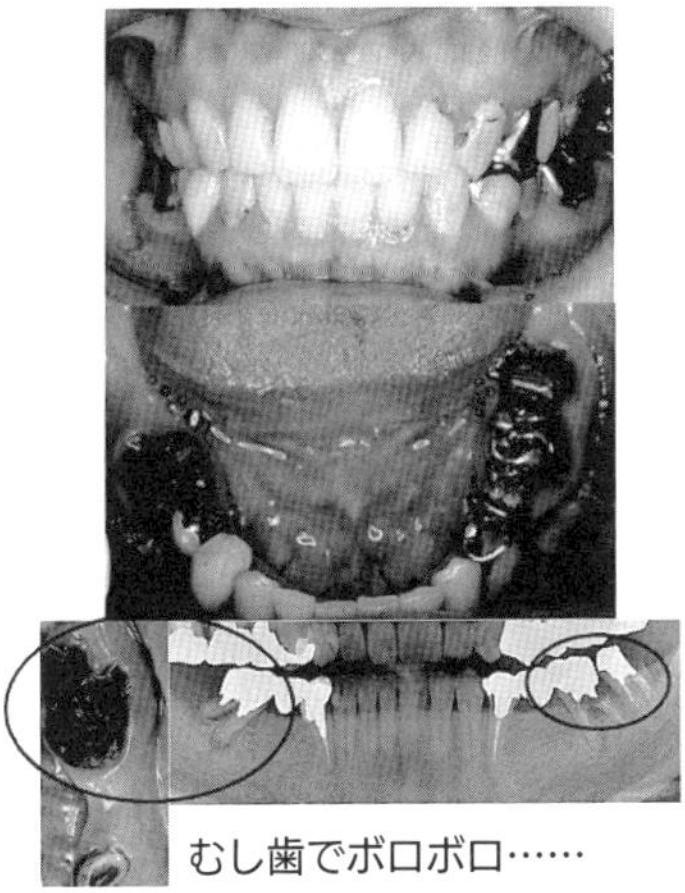

むし歯でボロボロ……
入れ歯は悲しい……
でも、インプラントは嫌

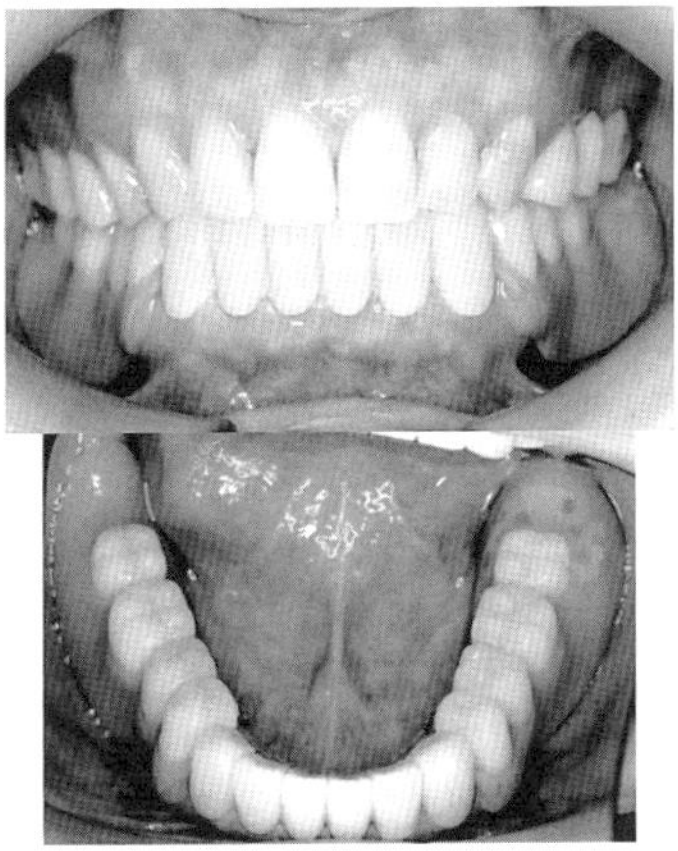

リーゲルテレスコープ
見た目が美しく
何でも食べられる

しかし、歯科領域は、ほとんど自然治癒は見込めません。現実から目を背けている間に、ますます状態が悪化してしまいました。

「今思えば、物心ついた時から（治療を繰り返していて）まともに噛めたことがない」と、目に涙を浮かべていました。

お口の中を調べてみると、確かに上下左右の奥歯に虫歯治療を繰り返した跡があります。それでも、かぶせ物の隙間から、みんな虫歯になってしまっています。特に下あごの左右第一大臼歯は抜歯せざるを得ない状態でした。

咬み合わせのバランスも大きく崩れてしまっています。

＊インプラントは絶対にイヤ！

お仕事で看護が必要な方や寝たきりの方にかかわっていて、「今の施設のプアな口腔ケアの現状を見ていると、もし将来、自分が入院したり介護を受ける立場になったりしたときに、お口にインプラントが入っているのは怖い。怖すぎる。だからインプラントはイヤなんです」ということでしたので、インプラントは治療の選択肢には入りませんでした。

それではやっぱり入れ歯が必要です。

日本で一般的な入れ歯のスタイルでは、違和感が大きく、バネを掛けた入れ歯の支えとなる歯を揺さぶって、さらに歯を悪くしてしまいます。

そして何より、入れ歯の銀色バネが見えてしまうので、入れ歯を使っていることが周囲にあからさまに知られてしまいます。お婆ちゃんのイメージで避けたいと思うのは当然ですよね。

ちなみに、銀色の金属のバネをピンクの樹脂にした入れ歯も世の中には存在しますが、バネを掛けた歯を揺さぶって、歯の周りの骨を壊して早期の抜歯に近づくことに、変わりはありません。

現在の咬み合わせの状態と、どうしても抜歯せざるを得ない歯も含めて、どのような治療ができるのか？　咬合診断（第５章１５８ページ参照）を行い説明させていただきました。

相談の結果、ドイツ式のリーゲルテレスコープ義歯を治療のゴールに設定しました。

＜ドイツ式のリーゲルテレスコープ義歯の利点＞

・残っている自分の歯を内側の冠で連結することで、強固に固定します。残っている自分の歯を連結・強化して守ります。

・入れ歯のリーゲルレバーと内冠のシュレーダーゲシーベと呼ばれる装置で維持します。維持力が歯にかからないので、歯にかかる負荷がとても少なくなります。

・リーゲルとはかんぬきのことです。かんぬきが入れ歯と歯をがっちりと固定します。入れ歯が全く動かないので、しっかりと噛める・しゃべりやすい・違和感がありません。

・維持装置が外見からは見えません。他の人から入れ歯だとは気づかれません。

使用感でも見た目でも、入れ歯を使用していることを他人に気づかれることはないでしょう。支えの歯の全体を完全に覆い被せることで、入れ歯のどこに噛む力がかかっても、その力が義歯の全体に分散します。

噛みやすい、どこかの歯だけが負担過重になることがない、歯を守って長持ちする、さらには、見た目がきれい。といった特徴があります。

＊偏頭痛や貧血もなくなった

その後にいただいた感想は、「子どものころからちゃんと噛めたことがないので、噛める感覚が怖いくらいです。ぴったりしていて全く違和感がない。あごが軽くなり何でも噛めるようになりました。これまでずっと悩んでいた片頭痛や貧血を起こさなくなりました。全体で噛めるようになって快適です。きれいになったことを知り合いに褒められてうれしかった。」など、喜びの声をたくさん報告していただきました。

私たちも本当にうれしく思います。

リーゲルテレスコープ義歯は、若くして入れ歯を使用しなければいけなくなってしまった場合でも、きれいな見た目になって、しっかりと噛めるようになって、違和感がなく、従来の入れ歯のイメージを覆す、若い世代にも満足していただけるドイツ式の入れ歯です。

＊ビジネスパーソンの入れ歯のお悩みは？

＊仕事の会食の席で「この食材は硬くないかな？　口に入れて噛めるかな？　結局噛めない・飲み込めないで、出すことになったらどうしよう……」など、料理を口に入れて大丈夫かと心配で、話に集中できない。あまりに手を付けない料理が多くなってしまい、相手方に変に気を使わせてしまい恥ずかしい思いをした。

＊商談やプレゼン中、入れ歯が浮き上がってしゃべりにくい。話の途中で、聞き返されることが多い。ちゃんと発音できているか心配。入れ歯のせいでモゴモゴと口ごもってしまって恥ずかしい。

＊入れ歯の金具が丸見えになってしまうので、恥ずかしくて、つい口元を手で隠してしまって情けない。

など、普通に食事ができない・しゃべりにくい・見た目が悪いといったことが原因で、仕事でもプライベートでも、恥ずかしく辛い思いをしている。と、訴える方が殆どです。

■50代男性の会社員、神経のない歯が数本歯根破損

「歯が痛くて、噛むことができない」……出張先の会食で出た好物が、噛めるのか不安で手を出せなかったことがショックだったそうです。

他院でインプラントを勧められたけれども、知人が失敗したと言っていたので嫌だった。ということで、他の方法を探して来院されました。

神経のない歯が数本歯根破折していて、抜歯せざるを得ない状況でした。右下は歯が無いまま放置、左下は抜歯で入れ歯が必要でした。

リーゲルテレスコープ義歯による機能回復後は、「これまでは、歯で苦しんできて、食事中、無意識に、食べにくさ、噛みにくさや、痛みなど、文句をぶつぶつと言いながら食事をしていたようです。今は何も言わずに普通に食べられるようになったので、妻にも『良かったね』と言われました。今は天国です。もっと早く先生に出会っていればよかった」と言っていただいています。

リーゲルテレスコープ義歯による治療が終わってからは、ずっと、定期的にメンテナンスで通われていますが、先日も「咬み合わせを治

してもらって、良く噛んで食べるようになりました。以前はカレーを飲むように食べていましたが、今はしっかり噛んで食べています。以前は胃薬を常に飲んでいましたが、いつの間にか全然飲まなくなりました。しっかり噛むようになったからだと思います。意識してないところで、良くなっているみたいです。」というお話をしてくれました。

しっかりと噛む。咀嚼するということは、胃腸の消化吸収に大きく影響します。

食べ物を咀嚼するという行為は、食べ物を細かく砕いてすり潰し、唾液に含まれる消化酵素としっかり混ぜ合わせ、消化機能の最初の重要な役割を行っています。

しっかりと噛めるって大事ですよね。

■70代の女性、咬み合わせの違和感で噛むと痛い

来院時の訴えは「左下の部分入れ歯が合わない。噛むと痛くて食事ができない。

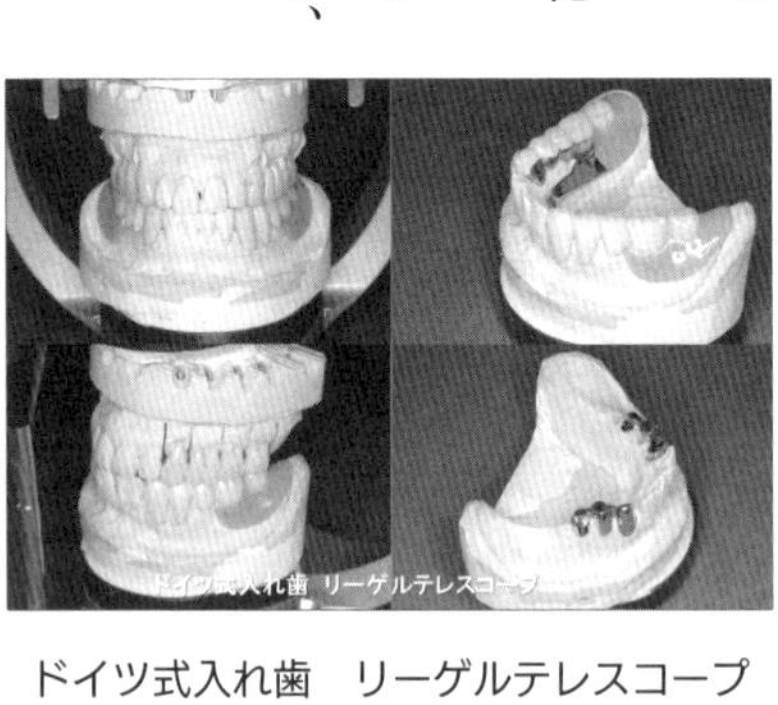

ドイツ式入れ歯　リーゲルテレスコープ

しゃべっていると浮いてきてしまう」ということでした。
「ずっと定期的に歯科医院に通い、歯石除去と何度も入れ歯を作って、何回も入れ歯の調整を繰り返してきた」らしいのですが、「咬み合わせの違和感が強く、そのことを前医に伝えると何度も歯を削られて歯が短くなっていくようで怖くなった」と、かなり不安そうでした。

日本では一般的なクラスプを歯に引っ掛ける入れ歯を使用していました。入れ歯で噛むと痛いので、噛まないように入れ歯を削ってしまったのでしょう。入れ歯の奥歯では噛んでいませんでした。それでも上下の歯の間に食べ物が介在して、噛めば入れ歯に力がかかるので痛くなってしまいます。そして、奥歯で噛まない状態にしてしまったので前歯に負担が掛かり、咬み合わせの違和感が消えないのだと思われます。

クラスプ式の入れ歯は、維持歯への力の集中が避けられません。歯に引っ掛けるバネはフレキシブルなので、入れ歯が動いてしまい、安定しません。入れ歯が揺れ動くと歯ぐきが擦れてとても痛いですし、維持歯も揺すられて歯や歯ぐきを徐々にダメにしてしまい、やがて歯を失ってしまいます。

だから、何度も入れ歯を作って調整しても食事をすると痛いし、人とお話するときは何度も聞き返されるのが恥ずかしいので、入れ歯を外さなければしゃべりにくいのです。

■なぜ痛くなく、しっかり噛めるのか？

支台歯を連結した内冠で覆って歯を固定し、さらにリーゲルのかんぬきを使って入れ歯を歯にしっかりと固定するので、ふらつかないし、絶対に浮いてきたり、外れてしまったりするような事態は起こりません。

だから痛くならずに何でも噛んで食べられます。何も気にせずおしゃべりができて、人前で外れてしまうような恥ずかしい思いをすることはありません。

そして、片側だけの奥歯を失った場合でも、従来のクラスプを引っかける入れ

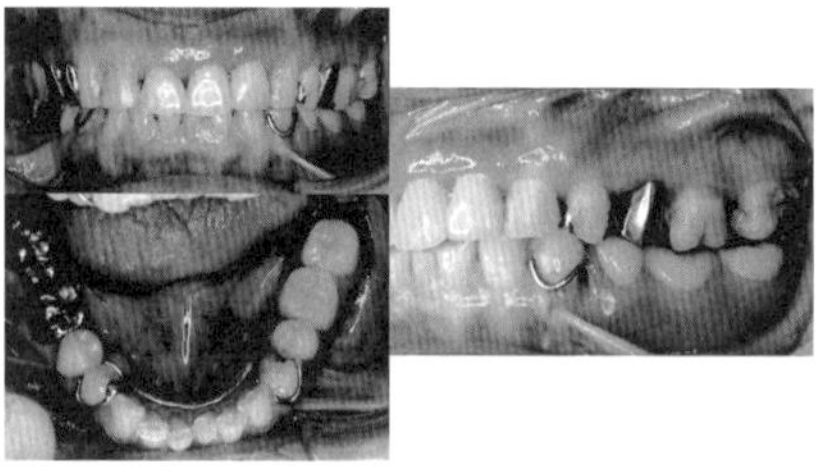

初診時のクラスプ義歯は奥歯が噛んでいないため、上下の隙間がある。

歯は、反対側まで大きく入れ歯の腕を広げなければ、入れ歯を維持できません。

しかし、リーゲルテレスコープ義歯であれば、入れ歯を維持する力はレバーが負担するので、歯にかかる負担が小さく、片側の小さい範囲でも問題なく高い機能を発揮します。

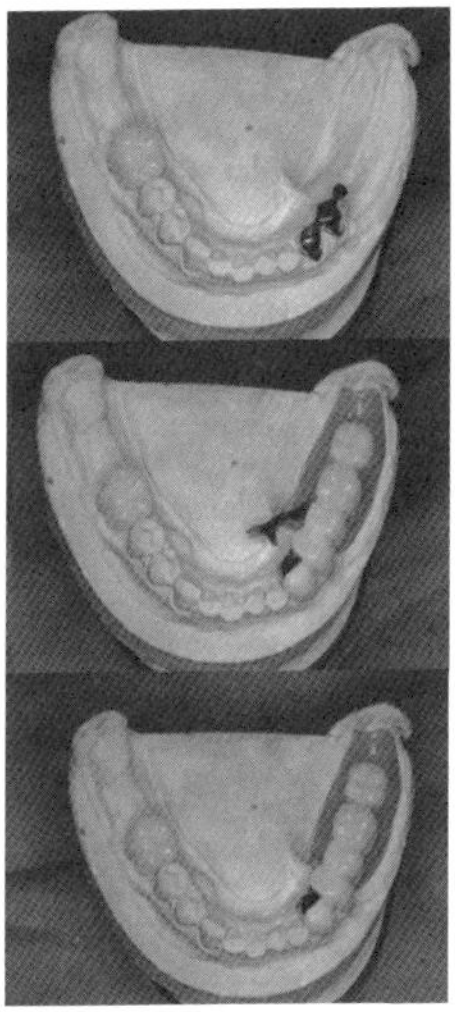

リーゲルテレスコープ義歯の二重冠とかんぬき構造。はめ込んだら鍵を掛けてロックするので義歯の動きがなく外れない。

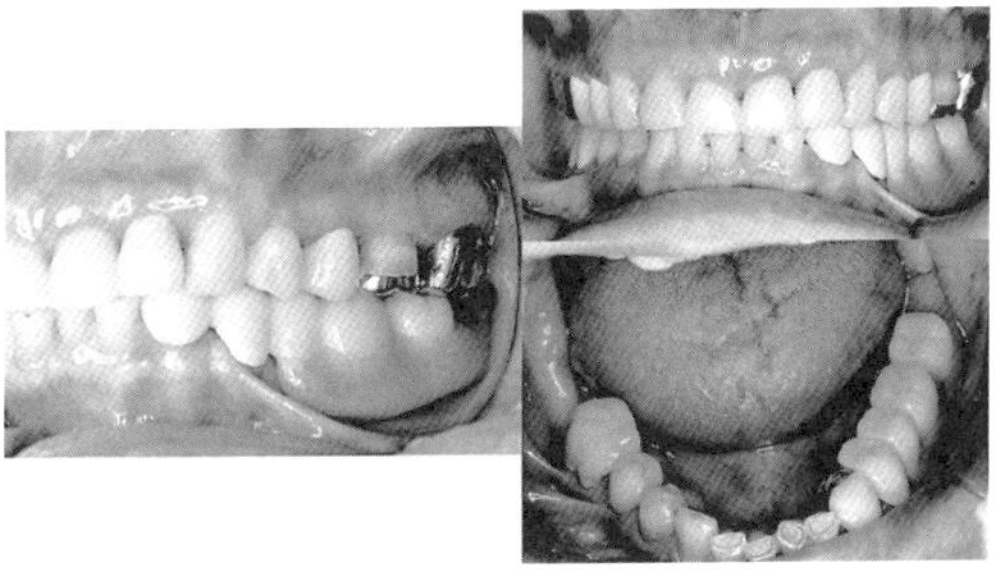

リーゲルテレスコープ義歯なら鍵を掛けてロックするので義歯の動きがなくしっかり噛んでも痛くならない。

レジリエンツテレスコープ義歯

■残っている歯はそのままに、粘膜で支える

残りの自分の歯が1本や2本になってしまって総義歯1歩手前だったとしても、さらには、「もう入れ歯の支えに使うには歯の状態が悪いから、歯を抜いて総入れ歯にしましょう」と言われてしまった場合でも、自分の歯を使って入れ歯を安定させることができます。

それがレジリエンツテレスコープ義歯です。

入れ歯が安定しない理由の一つに「入れ歯は横方向からの力に弱い」ということがあります。横ずれを起こすと外れやすくなったり、粘膜が擦れて痛くなったりして

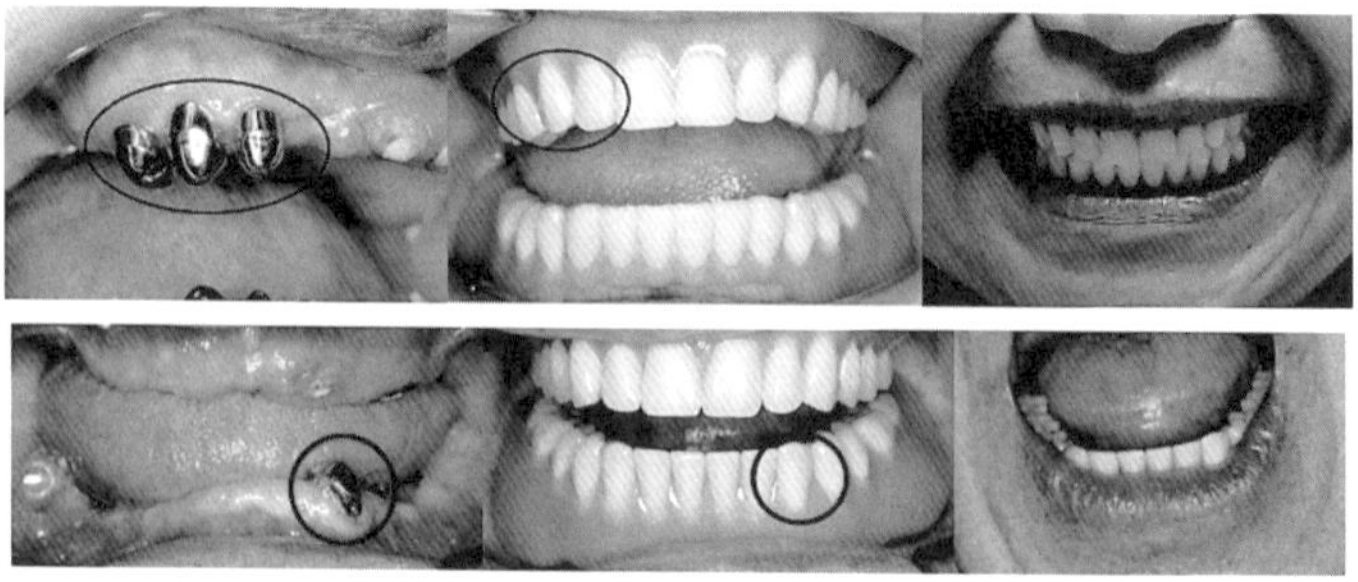

残っている歯が少なくても、自分の歯を活用して、安定した使い心地の良い義歯ができる

しまいます。レジリエンツテレスコープ義歯は、総義歯に近い状態でも、自分の歯を利用することによって、入れ歯の横ずれを防止して、安定させます。

大事な残り少ない歯でも、かなり頼りなくなってしまった歯でも、最大限に活用して、外れにくく、痛くならないで、しっかり噛める、ドイツ式の入れ歯です。

■70代女性「義歯を作り直して欲しい。最善の治療をして欲しい」

折れた前歯が取れそうで心配ということですが、ずっと入れ歯生活が長く、軟らかいものばかり食べていて、ここ1年でシワが増えてしまったそうです。

ていねいにお口の中を調べてみると、かろうじて上あごにぶら下がっている残りの歯は、虫歯と歯周病が進んでボロボロでした。ほとんど使えない状態です。下の義歯は、小さくて細い頼りない入れ歯で、お口の中で踊っていました。

そのため、食事するのが億劫《おっくう》になってしまう……入れ歯は合わないものだ。と、

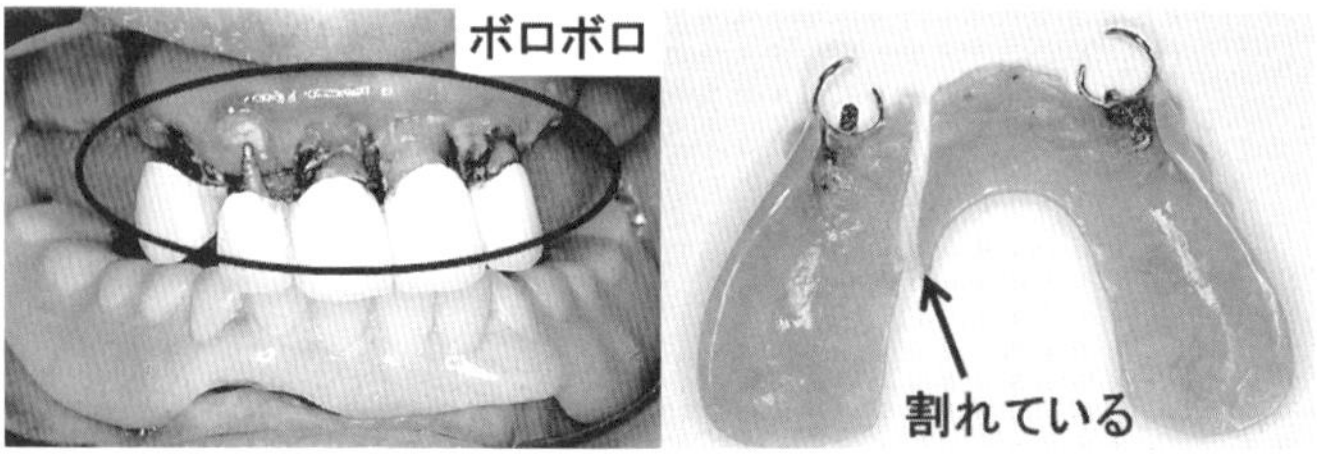

上あごは被せ物でつながっているので、かろうじて存在しているが、ほとんどの根っこがむし歯で溶けて、歯周病でグラグラになっている。クラスプの旧義歯は割れてしまっている。

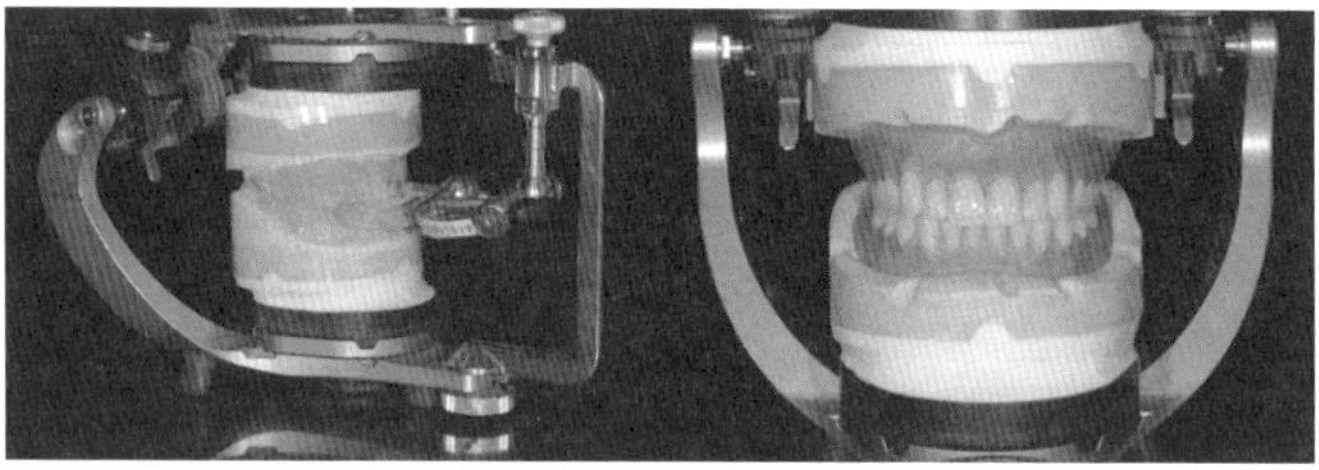

義歯製作は、後述する（143ページ）シュトラックデンチャー（総入れ歯）を応用。

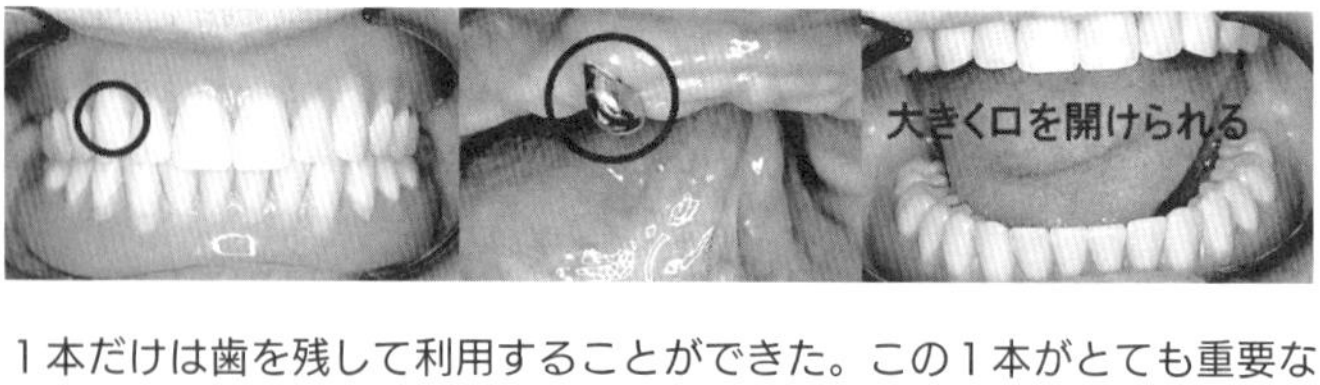

１本だけは歯を残して利用することができた。この１本がとても重要な役割。

あきらめてしまって、歯科医院から遠ざかっていました。
そして、限界までがまんして、ようやく歯科医院に行ってみたら「もう残っている歯に部分入れ歯のバネをかけることができません。全部の歯を抜いて、総入れ歯にしましょう」なんて言われてしまいます。

でも、ちょっと待ってください！

ドイツ式の入れ歯の場合、１本でも歯があれば、とても使い心地の良い部分入れ歯にすることができます。たとえバネを掛けることができない、と言われた歯だったとしてもドイツ式の部分入れ歯であれば、その歯を利用して、入れ歯を安定させられる可能性が高いのです。

なぜならば、ドイツ式のレジリエンツテレスコープ義歯という部分入れ歯は、精密な二重冠構造になっていて、入れ歯の横揺れを防止するためだけに残っている歯を利用します。

噛む力と入れ歯が浮き上がらないようにする力は、歯ぐきやまわりの筋肉が負担します。

従来式のバネを使った部分入れ歯では、噛む力・入れ歯が外れないようにする力・入れ歯がずれないようにする力の全ての要素を残っている数少ない歯が負担しなければなりません。支えきれない大きな力が、ご自身の歯に集中してしまうことになります。

そうすると、どんどん歯が悪くなり、入れ歯を安定させることも不可能でしょう。

レジリエンツテレスコープ義歯は、数が少なくなってしまった残りの歯の果すべき役割を一つに絞り込むことで、歯を守りながら、尚且つ入れ歯を安定させることができるように考案されています。

ほとんどなんでも噛むことができて、発音、滑舌にも問題なく、しかも、素敵な笑顔を取り戻すことができました。

３種のテレスコープを使い分ける

歯科先進国ドイツでは、ほとんどの入れ歯治療に「テレスコープシステム」で対応しています。テレスコープを用いた入れ歯は１８８６年に始まり１３０年以上の歴史を持ち、その間ずっと改良・進化を続けてきました。特定の歯に負担をかけることなく入れ歯を固定できる、非常に精密で歴史のある入れ歯として世界的に信頼されています。

適応症によってそれぞれを使い分けています。その中でも、「リーゲルテレスコープ」と「レジリエンツテレスコープ」と「コーヌステレスコープ」の主に三つを用いることで、どのような歯の無くなり方をしていても対応することが可能です。

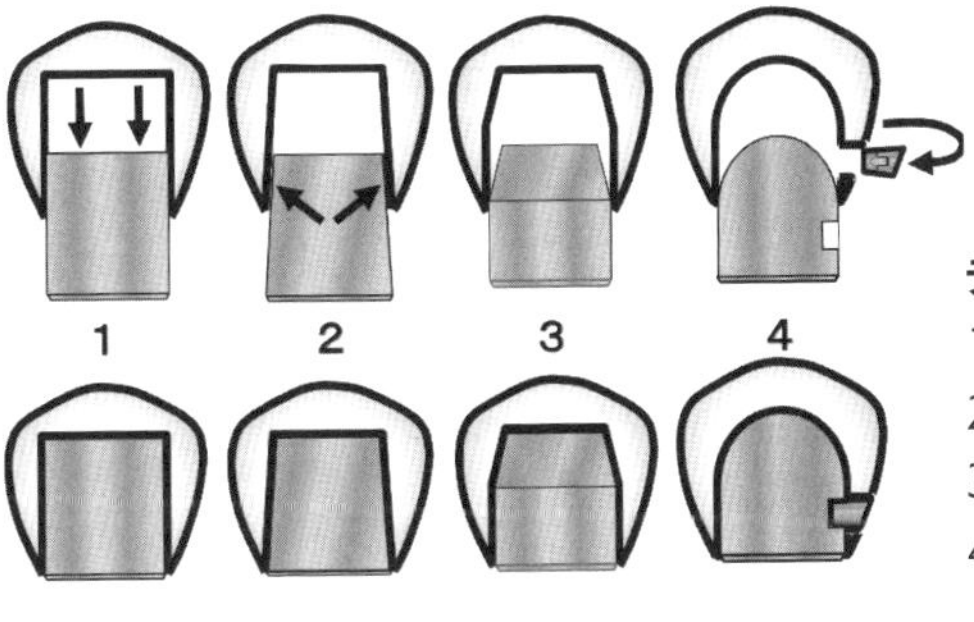

テレスコープの基本形態
1.パラレルテレスコープ
2.コーヌステレスコープ
3.レジリエンツテレスコープ
4.リーゲルテレスコープ

一過性ブームだった日本のテレスコープ

ドイツではもちろん今でも当たり前に使用される入れ歯ですが、日本では過去に苦い経験があります。実は、日本でも80年代に一度、コーヌスクローネ（コーヌステレスコープ）ブームがありました。

しかし当時は、

・ドイツで行われている製作方法とはかけ離れた、似て非なる製作方法で広まってしまったこと。

・ドイツではコーヌスもテレスコープシステムの一部にすぎず、適応症や禁忌症があり、入れ歯の設計や土台に使う歯の選別が重要なのですが、日本にはコーヌスしか伝わらず、他のテレスコープを知らなかったために何でもかんでもコーヌスにしてしまったこと。

などによって、上手くいかないケースが続出してしまい、苦い経験として一過性のブームで衰退してしまった経緯があります。

本来の『テレスコープシステム』は、適応症や設計を考慮し、それぞれ使い分けることで、長期間にわたって快適に噛めるようになります。

コーヌステレスコープ義歯が禁忌のケースでも、リーゲルテレスコープ義歯やレジリエンツテレスコープ義歯なら対応できるかもしれません。

その昔、私の師である稲葉繁先生がドイツ留学から日本に戻られた時、本場ドイツとは全くかけ離れた方法で作られているコーヌスクローネ（風）の義歯が日本で流行しているのを目撃して、とても驚いたそうです。

このままではまずい。問題が起こる。と思って『正統派コーヌスクローネ』という本を出版し、ドイツの本当の製作方法やコンセプトを伝えたのですが、一番知るべき先生たちからは「正統派とはどういうつもりだ。我々が間違っているとでも言うのか！」と反発されたそうです。残念ですね。実際にその後、コーヌスクローネは評判を落としてしまいました。

そういうわけで〝正統派〟のドイツの製作方法とコンセプトを学んで活かしている日本の歯科医師は本当にわずかしかいません。

口周りの筋肉で安定させる　シュトラックデンチャー（総入れ歯）

■ドイツの概念と日本の伝統技術の融合

ドイツ・チュービンゲン大学のシュトラック教授は、総入れ歯を安定させるには
・お口の周囲の筋肉やお口の中の筋肉と調和した入れ歯の形にする必要がある。すなわち、筋肉が入れ歯を支えることで、総入れ歯を安定させることができる。
・総入れ歯の「歯」を並べる位置は、元々の歯があった位置に並べるべきである。
ということを提唱しています。

当たり前じゃないの⁉　と、思うかもしれません。ところが、日本で一般的に習う入れ歯は、ギージーのコンセプトです。スイスの歯科医師ギージーは、近代総義歯学の基礎を築き、大変素晴らしい業績を残しました。しかし、ギージーの方法では、歯を失った骨の形に合わせて歯を並べる（歯槽頂間線法則）ため、

元々の歯の位置ではない入れ歯になってしまいます。

入れ歯の維持においても頬の筋肉のサポートが得られません。安定しない小さな総入れ歯で、筋肉のサポートがなく、入れ歯が口の中で踊っている。というケースが多く見受けられます。

シュトラックのコンセプトは、筋肉の圧のバランスがとれたところ、もともと歯があったところに人工歯を並べるため、筋肉のサポートによって入れ歯を安定させることができ、歯があったときと変わらない表情を再現することも可能となります。


ドイツ・チュービンゲン大学のシュトラック教授は、従来の入れ歯製作法則を否定し、口の周りの筋肉を利用することで、入れ歯が安定する方法を考えました。それだけ素晴らしいコンセプトですが、長らく具現化させることができませんでした。従来の型取りの方法では、肝心の筋肉を再現できなかったからです。

そこで、日本歯科大学の稲葉教授が、日本の伝統的な総入れ歯の技法を取り入れた型取りの方法を開発し、シュトラック教授のコンセプトに沿った総入れ歯を完成させました。ドイツの概念を日本で実現させた稲葉教授の『上下顎同時印象法』は、筋肉のサポートによる安定が得られるようになると共に、総入れ歯の咬み合わせにも大きなメリットがあります。

歯科治療に共通する基本的な考え方として、「あごが自然に閉じたい位置と歯の噛みたい位置をできるだけ一致させる」ことが重要だということがあります。なぜならここにズレが生じていると、顎関節が不安定になり、さまざまな疾病・トラブル・不快症状が発生するためです。

現在、一般的な総入れ歯製作法は、上下を別々で型取りをして別々に製作し、最後に合わせようとします。しかし、もとが別々のものを一つに合わせるのは至難の業です。こうした入れ歯を使うことが、入れ歯の安定感を得られない要因にもなっています。こういった事実があるにも関わらずあまり認知がされていないのが現状です。

上下の型取りをひとかたまりで行い、顎関節と調和した咬み合わせを天然歯の元々の位置に再現する総入れ歯を製作することで、入れ歯によるずれや歪みがなく、上下の理想的な噛み心地でストレスのない入れ歯で過ごすことができます。

■総入れ歯（シュトラックデンチャー）の作り方

「あごが自然に閉じたい位置（中心位）と歯の噛みたい位置（咬頭《こうとう》嵌合《かんごう》位《い》）をできるだけ一致させる」

ここにずれが起きないようにすることが重要です。『上下顎同時印象法』ではあごの噛みたい位置を把握するために、まわりの頬や唇まで一塊で口の中全体を型取りします。そして、それを二つに割るようにあごの形を模型に再現します。

型取りはお口の中をひとかたまりで、上あごと下あごの位置がお口の中と同じになります。

こうすることで、また一つに戻し、しっかり噛める入れ歯ができます。また周囲軟組織のサポートを考慮した形態に仕上がり、入れ

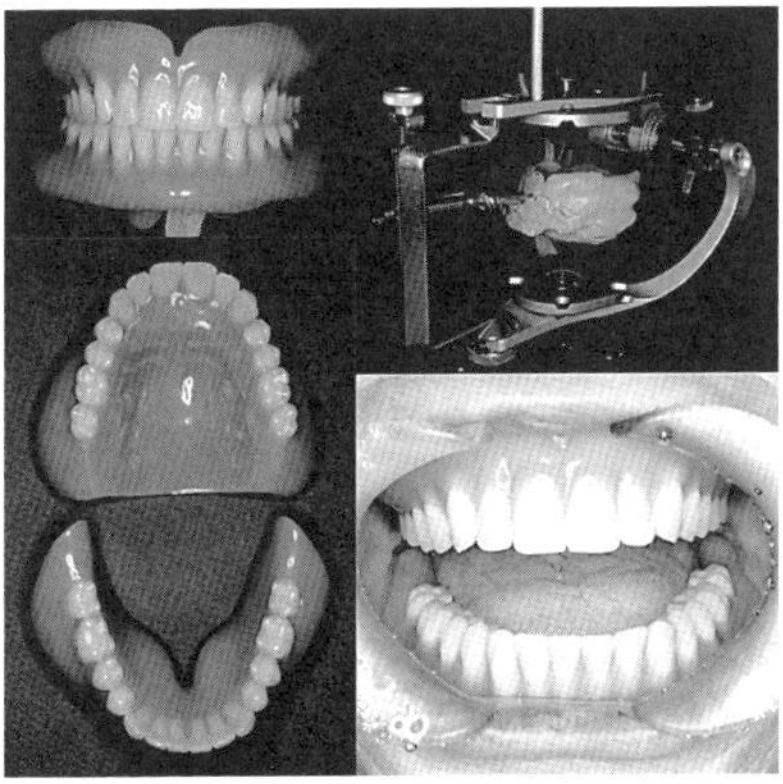

口唇、頬や舌の筋肉のサポートによって義歯が安定する。

歯が安定します。

他にもイボカップシステムやオーソシットなど、こだわりの技術とコンセプトを駆使することで、より良い咬み合わせの義歯を作製しています。

70代の主婦の場合は、旧義歯を診ると、やっぱりクラスプが歯を揺さぶって歯を引き抜いてしまったことがわかります。

あなたは若々しさを保つためにどんなことに気を使っているでしょうか？

口元で印象は大きく変わります。全ての歯を失ってしまった場合、口元が窪んでしまい、顔全体の長さが短くなってしまうので、瞬く間に老け顔になってしまいます。

今回のケースでも、一般的な方法で作られた旧義歯は、お顔全体の長さが短く、周囲の筋肉との調和がとれていないので、若干口元が窪んで、まだ、シワシワが目立ちます。

上下の型取りを別々に行う一般的な方法では、周囲の筋肉や関節との関係などが曖昧になってしまい、十分な回復が望めません。

■シュトラックデンチャーの若返り法の秘訣

咬み合わせの高さを十分に回復し、お口の周りの筋肉や軟組織と調和した総入れ歯を作ります。そのためには、総入れ歯を作るための基準とお口の中全体の形を明確に記録する必要があります。『上下顎同時印象法』による総義歯は、上下のあごの骨とまわりの筋肉などを一塊でまるっとお口の中全体の型取りを行います。

さらには、顎関節とお口の位置関係や顔の長さのバランスなど、入れ歯作りで重要な要素もしっかり記録します。

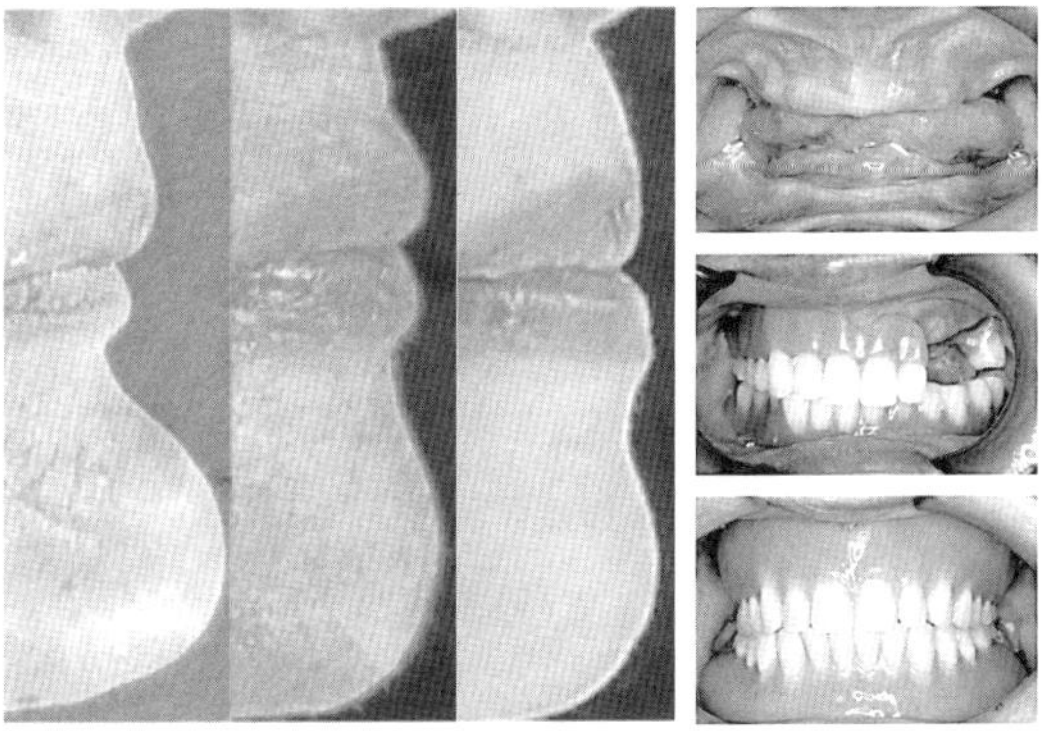

義歯なし
口元が窪んでます

旧義歯
まだシワシワ

新義歯
ふっくら若返り

ばらばらになった二枚貝の殻はみんな同じに見えても元々一対だった相手の貝殻としか、ぴったりと合いません。二枚貝のようにひとかたまりの物を二つに割るから、また元に戻って機能的になります。

お口の周囲の筋肉と調和するために、外から見た時、シワがなくなり、ふっくらした唇を取り戻すことができて若々しい印象に回復します。

※ YouTube チャンネル：Arayashiki Dental Clinic

https://www.youtube.com/channel/UCWIjmVyRe9P-dvwR2X3ntgQ?view_as=subscriber

第5章

歯科治療の根本は
「咬み合わせ」にあり！

なぜ歯を失ってしまうのか？

どんな治療法を用いるかについて話をすすめてきましたが、その前に、なぜ歯を失ったしまうのか、について考えなければ、うまくいきません。

お口の中の病気の原因は、『細菌感染』と『噛む力のバランス』が原因です。

1、口腔細菌の感染症

虫歯や歯周病は、原因となる虫歯菌や歯周病菌が存在します。細菌が感染したら、それはとても体に悪い状況です。ずっと放置しておくと、身体の防御反応として、感染源である歯を体が勝手に排除します。

虫歯があまりにも進行して、根っこだけになってしまうと、徐々に骨から歯の根っこを押し出していきます。歯周病が進行すると、感染源である歯を取り除くために骨が溶けてグラグラになり、やがて歯が抜け落ちます。

そのため、感染源を除去するために歯科治療を行います。なるべく早い段階で、感染源を除去できれば、歯や体へのダメージが少ない治療・痛くない治療で済みます。ところが、なんとなく後回しにして放置してしまうと、すごく痛くてつらい治療内容に耐えていかなければならない状況になってしまったり、感染源を除去する方法として抜歯するしかない、という選択をせざるを得ない状況になったりします。

お口の中は細菌がたくさんいて、汚い所みたいなことを過剰に言う人がいますが、そもそも、お口の環境の中には細菌が存在してくれないと困ります。食中毒菌や風邪のウイルスなど外の環境に存在している、身体にとって悪い細菌がお口から体の中に進入するのを防いで、私たちの身体を守ってくれているのです。だから、だれのお口の中にも細菌が存在するのは当たり前なことなのですが、歯や歯ぐきの周囲に細菌が集まって増え過ぎてしまうと、身体に悪影響が出てきてしまいます。

・虫歯で歯が痛い！
・歯周病で歯ぐきが痛い！
・腫れた！

だけではなく、それらの細菌の影響は全身の病気に関係します。

お口から血管に入った口腔内細菌は、血流を介して全身を駆け巡り、様々な場所で血管に炎症を起こします。そして、動脈硬化から心筋梗塞、脳梗塞、ガンや認知症といった「生命を脅かす病気」につながってしまいます。

お口の中の細菌感染をコントロールしていく必要があります。

しかし、原因が細菌の感染症だけなら、お口の中の病気は無くなってもよいはずですね。もう一つ、決定的な要素があります。

お口の中の病気の原因は、細菌感染と噛む力のバランスが原因です。

2、噛む力のバランス

咬み合わせにはルールがあります。前歯と奥歯にはそれぞれ役割分担があるのです。奥歯は、まっすぐに噛む力を支えます。噛んだ時の垂直方向の荷重は、奥歯が受け止めます。

前歯は、あごを横に動かしたときの横方向の力を支えます。歯ぎしりや食べ物をすりつぶすような横方向の荷重は、前歯が受け止めます。前歯の機能が不十分で、奥歯が横方向から力を受けてしまうと、奥歯は、ひび割れて虫歯ができやすくなったり、歯の周りの骨がすり鉢状に無くなって歯周病が極端に進行してしまったり、歯が欠けたりすり減ってしみる知覚過敏になったり、あごがガクガクした顎関節症《がくかんせつしょう》になったりします。

奥歯の機能が不十分で、前歯が噛む力を強く受けてしまうと、前歯は、突き上げられて、歯が欠けたり、ひび割れたり、歯の周りの骨が無くなって歯が前に出てきたり、歯や歯の周りの骨が壊れていってしまいます。

つまり、奥歯と前歯はそれぞれの役割を果たすことで、お互いを守っているのです。

咬み合わせのバランスが大事

『テコの力』がお口の環境を破壊していきます。咬み合わせのバランスはⅢ級のテコの構造です。正常なあごの運動は、支点：顎関節　力点：筋肉　作用点：歯の関係性です。支点・力点・作用点のうちの力点が真ん中にくるのが、Ⅲ級のテコ構造です。

Ⅲ級のテコの代表は、お箸です。親指の付け根が支点、人差し指と中指が力点、箸先が作用点で、小さな動きを大きな動きに変換するテコです。その代わりに、テコでイメージされるⅠ級のテコであるシーソーのような大きな力を生み出すことはできませません。

あごの運動は、わずか数ミリの筋肉の収縮でも、お口が数センチも大きく開閉します。力の効率はとても悪いですが、そのおかげで歯も歯の周りの骨も顎関節や筋肉も壊れにくく、繊細な動作が可能な構造になっています。

しかし、Ⅰ級のテコやⅡ級のテコが発生すると、歯か歯の周りの骨か顎関節や筋肉か、またはそのすべてが壊れてしまいます。

Ⅰ級のテコは釘抜きです。咬み合わせの理想の一つとしては、上下の歯が接触するとき全部の歯が同時に接触してほしいのです。ところがⅠ級のテコが発生している時は、どこかの一点が最初に接触してから、ずれるようにして他の歯が接触します。すると、顎関節ではなく、その最初の一点が支点となり、反対側には2倍以上の大きな力が掛かります。

Ⅱ級のテコはくるみ割りです。咬み合わせのルールが守られていない状況の時、あ

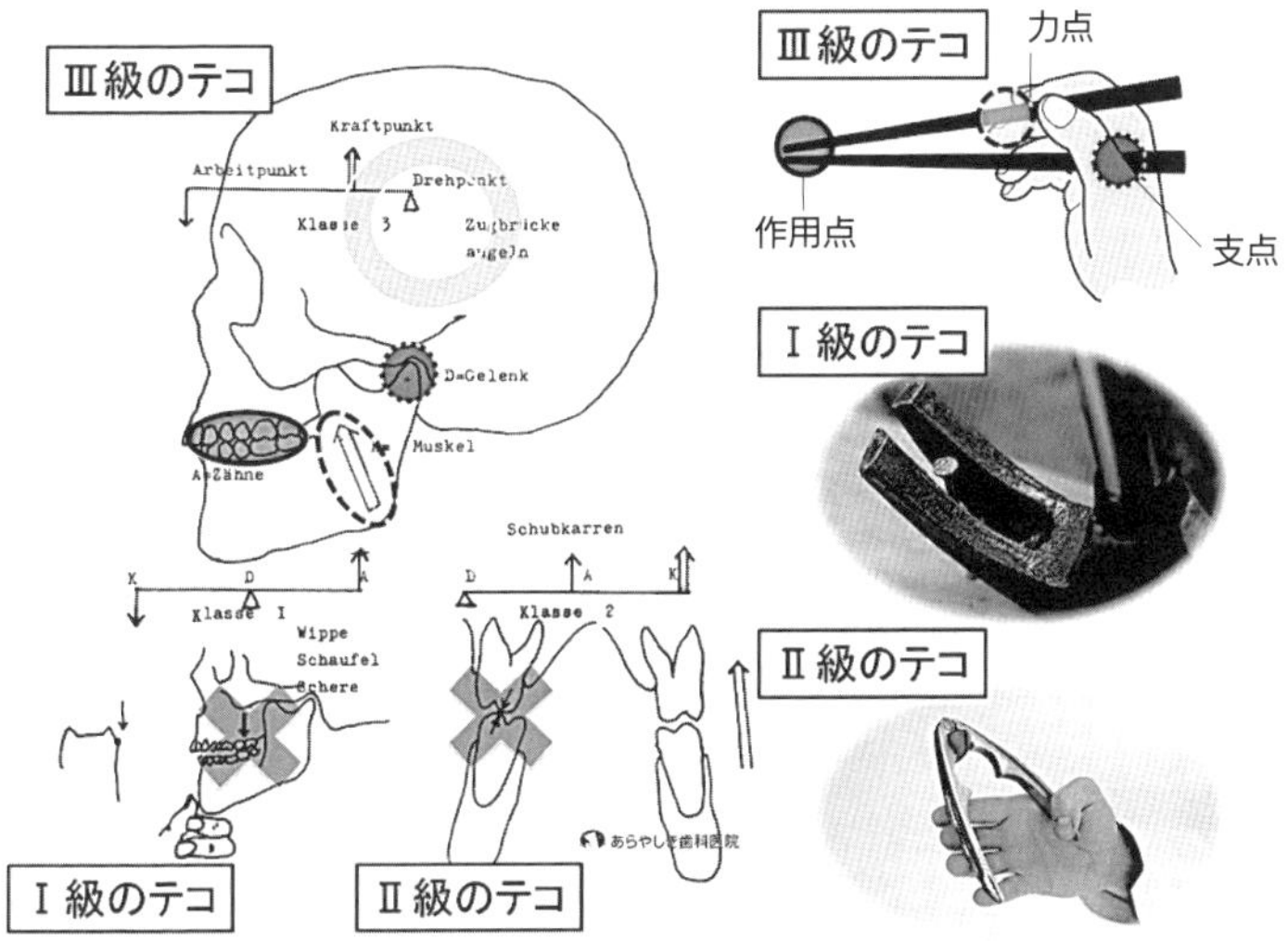

ごを横に動かしたときの前歯の機能が不十分で、反対の奥歯がぶつかってしまうような時に起こります。

例えば、左側で噛もうとしたときは、左の犬歯が力を受け止めてほしいのですが、右の奥歯で噛んでしまうと右の顎関節がテコの支点となり、右の奥歯には3倍もの力が発生してしまいます。

まっすぐ噛んだ時も、あごを横に運動させた時もⅢ級のテコのバランスでいられるようになっているかどうかが重要です。

咬み合わせが悪いと現れる現象

・歯がしみる
歯と歯ぐきの境目辺りの歯の表面が削れたように欠けてしまって、しみて痛くなってしまう。

・虫歯ができやすい

成人の成熟した歯の表面（エナメル質）は、本来は虫歯菌に強く、虫歯ができにくい素材です。ところが、咬み合わせが悪くて、歯に無理な力が掛かり、歯の表面にひびが入ってしまうと、その亀裂から虫歯菌が歯の中に入って虫歯ができやすくなってしまいます。

・歯周病が異常に進行する

一部分の歯だけが異常に歯周病が進行してしまったら、そこには歯周病菌感染のほかにも要因がある可能性が高いです。

・あごが痛い

顎関節の周囲の筋肉に大きな負荷がかかって、顎関節から、場合によっては頭痛や首の張りにつながります。また、口が開かない、開きにくい、あごがカクカクするやコリッと音がする、といった症状になったりします。

咬み合わせの不調和の症状と徴候　セルフ・チェック

1、冷たいものや熱いもので歯がしみたり痛んだりしますか?
2、歯ぎしり・食いしばりをしていますか?
3、歯と歯ぐきの境目付近にV字型・くさび型の切れ込みができていますか?
4、朝、目覚めた時点ですでに、お顔の筋肉に疲労感などを感じることがありますか?
5、前歯が、薄くなったり、削れてすり減っていたり、欠けたりしていますか?
6、ご自身の歯や歯の詰め物・被せ物が、ひび割れたり、欠けたり、削れたり、外れたり、壊れたということがありますか?
7、あごが痛い・お口の開閉時に違和感など、顎関節周囲の症状でつらい経験をしたことがありますか?
8、下あごの内側や上あごの中央などで、骨が出てきたり盛り上がってきたりしていますか?
9、原因不明の頭痛がありますか?

これらの質問に該当するものがあれば『咬み合わせの問題』を抱えているかもしれません

80歳で20本の歯を保っている人

80歳になっても自分の歯を20本以上保っている人は、どのような咬み合わせをしているでしょうか? 80歳で20本以上自分の歯が保たれるには、実は、咬み合わせが関係しています。

8020達成者の割合は

・正常な咬み合わせの人（正常咬合） 56・9％
・出っ歯の人（上顎前突） 17・6％
・下の前歯が見えないほど、深い咬み合わせの人（過蓋咬合）25・5％
・受け口・八重歯・前歯が噛まない。など、前歯の機能がない人（歯列不正）0％

前歯の役割が損なわれている人は、歯を失う確率が高くなってしまいます。

・**奥歯と前歯の機能と役割分担**

奥歯は、カチカチ噛んだ時の噛む力を受け止めています。

前歯は、下のあごをグリグリ前後左右に動かしたときの、横からの力を受け止めています。

役割分担がうまくいかないと、奥歯は横の力を受けて、歯が欠けたり・すり減ったり、または、歯を支える骨が無くなったりして、壊れてしまいます。

前歯は、噛む力を強く受けると、歯が欠けたり・すり減ったり、または、歯を支える骨が無くなって前に開いて出てきたりして壊れてしまいます。歯の表面に細かいひび割れができて、虫歯の原因になったりもします。そうして、だんだんと、奥歯から失われていくことになります。

咬み合わせが悪いということは、良く噛めなかったり歯を失ったりして、全身的な健康への潜在的なリスクにもなってしまうのです。（第1章参照）

歯を失う未来を避けるにはどうすればいいでしょう。もし、あなたには、まだ十分に歯の本数があって、前歯の機能が不十分な歯並び・咬み合わせをしているなら、見た目だけでなく、咬み合わせを改善するための歯列矯正治療が有効です。（矯正治療に年齢制限はありません）

もし、すでに、何本かの歯を失っていたり、調子が悪くなり始めていたりするとしたら、更に歯を失うことにならないために、前歯と奥歯の役割を十分に考慮した歯科治療による入れ歯や被せ物を使用する必要があります。

咬み合わせを調べるためには

なぜ、あなたの歯はいくら治療しても良くならないのでしょうか。日本の歯の治療はやり直しにつぐやり直し、またやり直しの繰り返しで、だんだん歯が無くなっていってしまいます。

歯科治療に対して、次のようなイメージを持っていたり、あるいは、実感している人も多いのではないでしょうか。

・なぜ、一時は良くなった感じがしても、すぐに歯が悪くなってしまうのか?
・なぜ、いくら治療しても良くならないのか?

このような疑問を抱いている方、実は大勢いらっしゃいます。

なぜなら、お口のトラブルの原因は〝細菌感染〟と〝咬み合わせ〟、この二つの問題が原因なのです。虫歯治療や歯周病治療といった細菌感染に対する治療は行われていても、

『咬合治療』咬み合わせに対する治療が行われていないことがほとんどだからです。

・歯に掛かる噛んだ時の力のバランスが崩れてしまう。
・どこかの歯に不自然な力が掛かっている。

このような状態が長く続くと徐々にお口の中の不具合が進行していきます。咬み合わせのバランスが悪く、どこかに偏った大きな負担がじわじわとかかり続けることで、いずれかの部位に疲労破壊が起こります。過負荷による悪影響の症状が徐々に露見し、ある日突然大きな症状として現れてしまうこともあります。

では、どうすればよいのでしょうか。咬み合わせの検査・分析を行いましょう。基準となる頭の位置（頭蓋の基準点）の記録を採得《さいとく》して、あごの動きを再現する器械にお口の模型をつけます。この〝基準となる頭の位置（頭蓋の基準点）の記録〟が重要です。基準がないと、実際のあごの動きと器械に再現した動きが同じになっているか、わかりません。

頭蓋正中に対する上あごの位置決めをフェイスボウトランスファーの使用に

よってきちんと行い、顎関節と歯列の関係を咬合器（咬み合せを調べる器械）に再現することで、正確な咬み合わせの診断と適切な治療が可能となるのです。

そのようにして分析すると、咬み合わせに関するいろいろな状態を診てとることができるようになります。

・噛んだ時に上下の歯のどの点が合わさっているか？
・あごが前後左右の横方向に運動した場合はどの部位が横方向の力を受け止めているか？

さらには
・噛み締めた時の力はどの歯が負担して、歯ぎしりの力はどの歯が負担をするのか？

このような『咬み合わせの力のバランス』を分析した上で、歯や歯列ならびにあごの運動を築き上げていきます。

『咬合診断』による咬み合わせの十分な診査・診断を行うことで初めて、咬み合わせのバランスをとり、安定して壊れにくいお口の機能を築くにはどうすればよいか、といった治療計画が立案できるようになります。

まず、咬合診断を行い、咬み合わせの分析結果からどのような治療が最適なのかを多角的に相談しながら治療計画を立てましょう。咬み合わせの力のバランスが取れると、歯や歯の周りの骨、顎関節が壊れにくい環境となり、歯やあごの違和感が解消し、お口の健康を長期間に渡って良好な状態に保つことが可能になります。

反対に、分析を行わないままの手探り状態で治療を進めてしまうと、バランスをコントロールできていない口腔内は、徐々に崩壊し

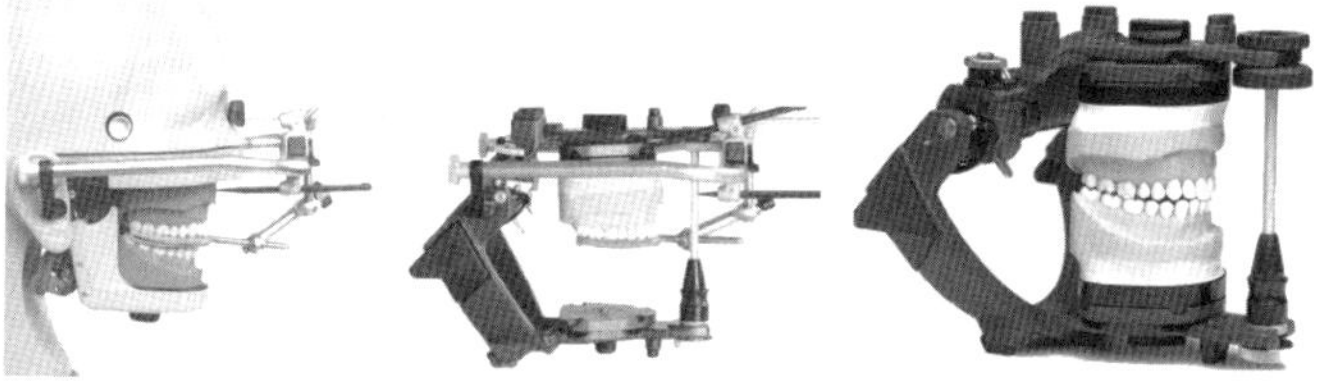

左：フェイスボウとバイトフォークで・頭蓋と上あごの位置・顎関節と上あご歯列の位置の記録をとる。
中央：咬合器上に頭蓋に対する上あごの位置を再現する
右：咬合器を用いて・診査・診断・治療計画を行う

ていくことになってしまいます。

場当たり的な治療に終始して徐々に咬み合わせ機能のバランスを失っていく悪循環から抜け出し、あらかじめ治療のゴールを設定してから、そのゴールに向けて着実に治療の歩を進めていきましょう。

治療のゴールを明確にしておく

「初めに終わりのことを考えよ」レオナルド・ダ・ヴィンチの言葉が示すように、あらかじめ治療のゴールを目標設定しておかなければ、求める結果にはたどり着けません。

お口の中とあごの動きを再現した模型による咬合診断で、現在の問題点を把握できたら、今度は、どのように治療したらよく噛めて・壊れにくい・安定した状態に回復できるか。シミュレーションを行い、目指すゴールの設計図を関係する全員でイメージの共有をするべきです。

家を建てる時には、測量や地盤調査といった検査を十分に行ったら、どんな家を建てることができるのか、設計図を描いてシミュレーションしますね。

もしも行き当たりばったりで家を建て始めたら、どうなってしまうでしょうか。きっと、悩みながら作業を行い、時間効率の悪い中、苦労して完成したとしても、使い勝手が悪かったり、欠陥住宅になってしまうことでしょう。歯科治療も同じで、初めに終わりをイメージしておかなければ、いつまでたっても治療が終わらなくなってしまいます。

皆さんも

・いつまで治療に通わないといけないんだろう？

・終わったと思ったら、今度は違うところを削られた！

などといった経験があるのではないでしょうか？

全体の設計図が無いままに、ここが悪いからまずここだけ治して、今度はこっちが悪いからこっちだけ治して、あっちだけ治して……というような治療を繰り返していると、なんとなくその場では良くなったのかなと思っても、実は、お口全体の機能としてはバラバラになってしまい、後々の苦労につながってしまうことになりかねません。

60歳主婦の方の直接的なきっかけは、あちこちの詰め物や被せ物、ブリッジが外れてしまったことでした。これまでも何度も外れては着け直すことを繰り返していたようです。噛むと痛い右下の一か所は、ブリッジの歯根が破折していて、抜歯しなければなりません。

そして、「咬み合わせが悪いのか?」と、10~20年前くらいから、バランス良く噛めないことや歯科

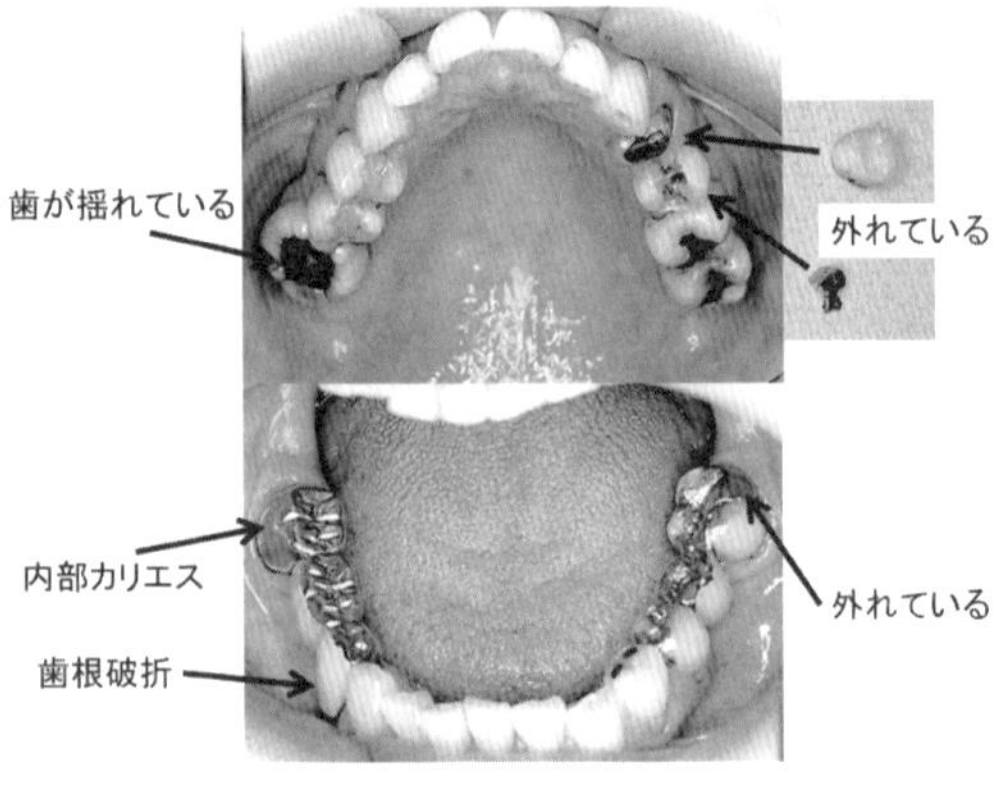

治療が上手くいかないこと、疲れた時・噛みしめた時にあごが痛くなることに悩んでいました。

全体をいっぺんに治療しないで、行き当たりばったりの細切れで治療をするから、お口の中がバラバラで合わなくなってしまいます。

咬み合わせが悪いとはどういうことなのか？　見た目だけでは解りません。

・顎関節と噛んだ時の歯の位置が調和しているかどうか？

・下あごが動くときに顎関節の動きを歯が邪魔していないかどうか？

歯と違って顎関節は皮膚の下です。顎関節自体は直視できません。見えない部分なので、あごの動きを再現す

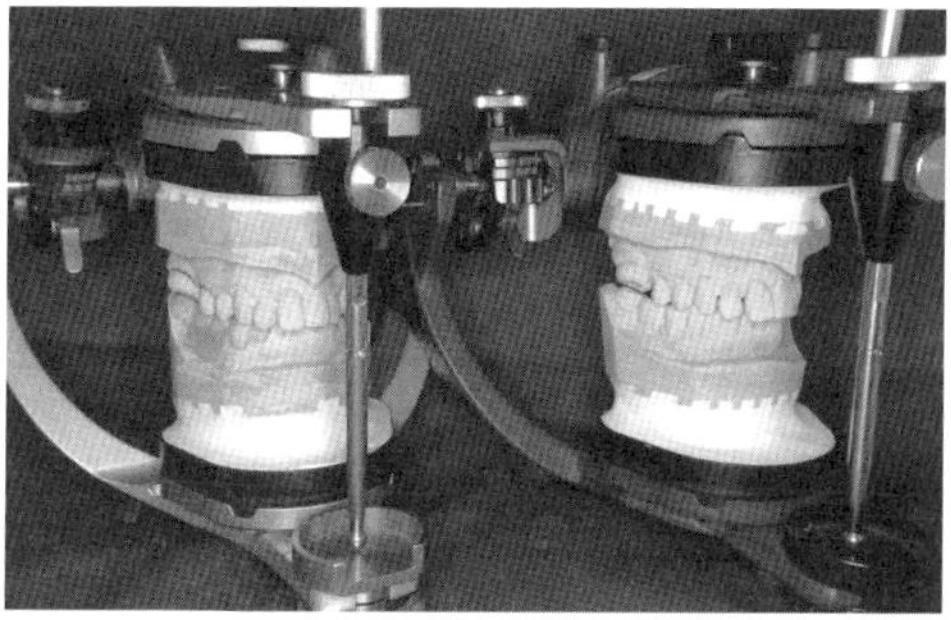

治療のシミュレーション模型　　　診断用模型

る器械（咬合器）にお口の中を再現して診る必要があります。

あごと口と歯が連動した一つの機能として咬み合わせを考えた最小限の治療で最大限の効果になるような治療方針が重要であり、長期的な維持安定には不可欠です。

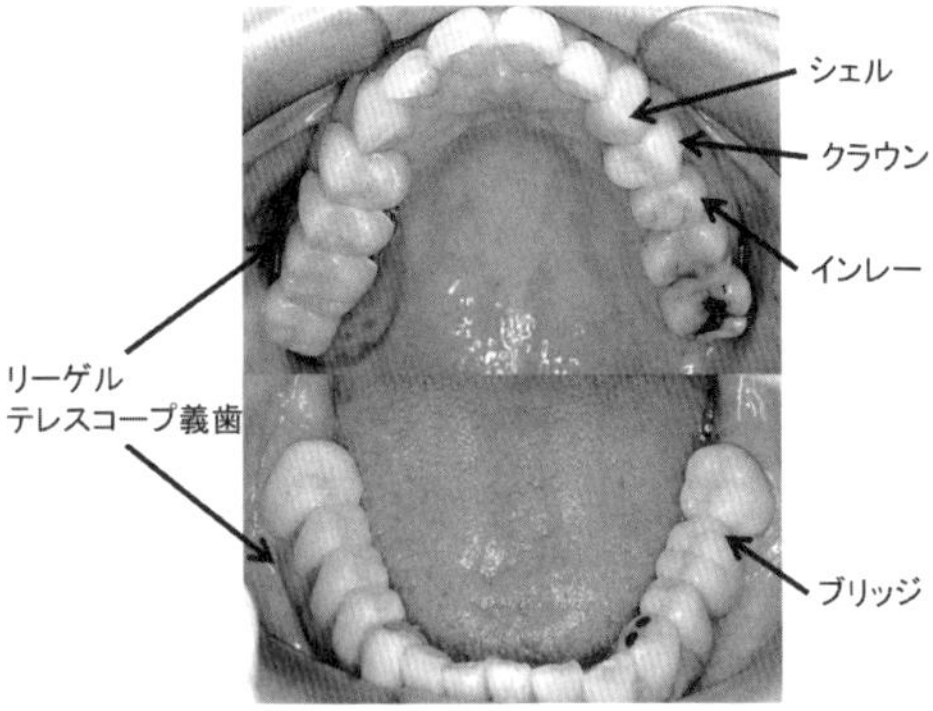

重要なのは『咬み合わせ』です！

本書はドイツ式入れ歯を紹介していますが、ドイツ式入れ歯も治療手段の一つに過ぎません。

本症例では、ドイツ式入れ歯のリーゲルテレスコープ義歯やブリッジなどを組み合わせて咬み合わせを再構築しました。

ドイツ式入れ歯・リーゲルテレスコープ義歯は二重冠構造でロックが掛かるため、入れ歯がずれたり、浮き上がったりしません。従来からのクラスプ式の入れ歯では、ずれたり浮き上がったりして義歯が安定しないため、しっかりとした咬み合わせを構築することがとても困難です。

ドイツ式入れ歯は治療手段の一つですが、失った歯を補うための他の手段に比べて、格段に咬み合わせのコントロールがしやすく、安定してしっかりと噛めて壊れにくい義歯と言えます。

治療後の感想は？「生まれ変わったんですね！　右側では噛めないとあきらめていましたから、すごくいい感じです。」

長年悩んでいた咬み合わせが悪いことは、何度治療しても改善しないので、もう良くなることはないだろうとあきらめていました。それでも信頼していただいて、「部分ではなく全体が整い生活まで気持ちが良い」と言っていただけるまで回復することができました。

患者さんに喜んでいただいたとき、治療した患者さ

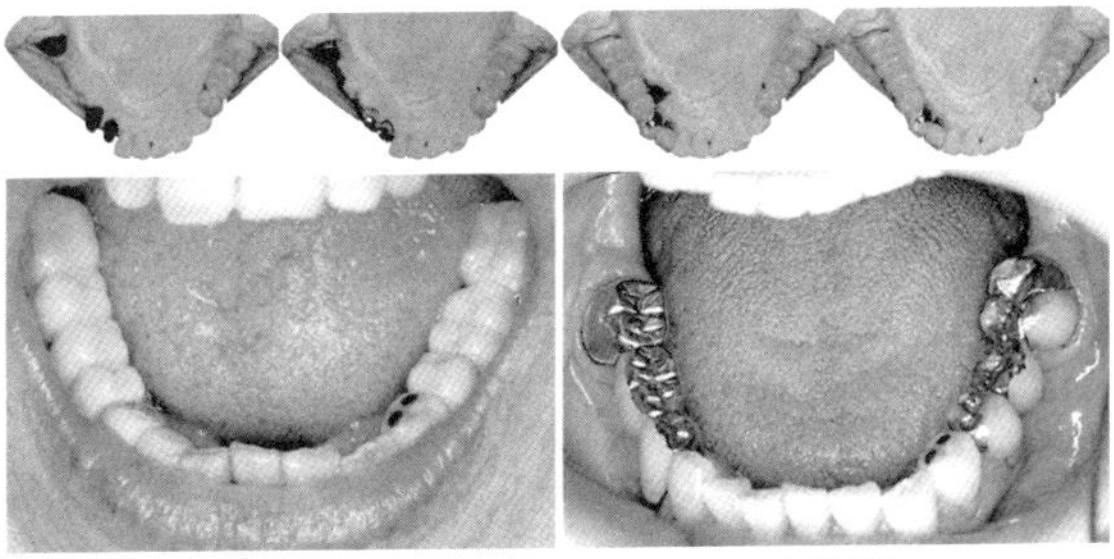

治療後　　治療前

んの歯と笑顔が素敵だと私たちは最高にしあわせです。

お口の中を治療していくには、今どういう状態なのか？（詳しい診査）や、なぜそうなってしまったのか？（適格な診断）を分析し、今後どうしたら良いのか？（最善の治療計画）を導き出す必要があります。

現状を詳しく調査し、設計図を描かなければ、良い入れ歯の作製に取り掛かれません。

ドイツ式入れ歯によって『しっかり噛めて痛くない・しゃべりやすい・自然な見た目・長持ちする』という状態に回復するには、周到な準備が必要です。

あなたの歯の無くなり具合や残っている歯の状態には、どのドイツ式入れ歯が相応《ふさわ》しい状況でしょうか？

歯は自己修復しません。放っておけば、残念な時間が過ぎ去っていく一方です。

歯を削らない治療や予防歯科だけでは不十分なことも

現在の歯科界は、２０００年にＦＤＩ（国際歯科連盟）によって提唱された最小侵襲治療（Minimal Intervention）という概念により、虫歯の管理において、できるだけ歯を削らないためには、どのようにしたらよいか？…といった、病気の予防を優先してできる限り医療の介入を少なくすることを目的に考えています。

確かに、現在の若年層は予防歯科の概念を実行して、できるだけ歯を削らず、できるだけ神経を取らず、生まれ持った歯をできるだけ残して、歯の寿命を長くすることを歯科医療の中心に据えています。病気にならない良い口腔環境のまま生涯を過ごすことが重要です。

しかし、日本人は２０１１年歯科疾患実態調査によると80歳までに平均14本の歯を失っています。歯を失う原因の74％が虫歯と歯周病です。現在の中高年は、若年時代に予防歯科の概念がなかったので仕方がないのですが、多くの人がすでに虫歯や歯周病になってしまっています。

したがって、このまま何も対策を施すことなく静観していたら、近い将来最悪の状況に陥ってしまうことが明らかな場合は、積極的に医療介入を行い、最良の状況を作り出して結果的に長期にわたる良好な予後を実現する必要があります。

歯は自然治癒しません。一度悪くなってしまったら、どうしても歯科医療の介入が必要であり、行き当たりばったりの最小限の介入では、かえって悪くしてしまうこともあるので、時と場合によっては全面的な介入が必要になります（第4章コーヌステレスコープ義歯参照）。

歯の神経をとらないで！（予防が大事です！）

若者は治療回数を少なくするために予防します。中高年は積極的に良い状態に回復してから、やっぱり二度と大きな歯科治療をしないで済むように予防していく必要があります。予防歯科は、健康で一生自分の歯でおいしく食事をしたいという願いを叶えるために、どの年代でも必ず意識する必要があり、とても重要な社会的意義が高いものです。

スウェーデンの研究では、継続して歯科医院での定期的なメンテナンスに通っている人は、虫歯や歯周病による歯の喪失は12％でした。適切なメンテナンスによるプラークコントロールが実行されれば、歯科の2大疾患である虫歯と歯周病は予防が可能です。歯を失う原因の大半は、〝口腔リテラシーの低さ〟〝口腔保健への無関心〟が占めていると言われていて、耳が痛いかもしれません。

一方で、定期的なメンテナンスを受けている人が歯を失う原因としては、歯が折れてしまう歯根破折が圧倒的に多い（62％）と報告されています。この歯根破折は予防や予測をすることが不可能です。

唯一歯根破折を起こさないようにするには、歯の神経を取らないことです。歯の神経がある歯は、若木のように瑞々しくしなやかで、咬み合わせの力に対して耐久性があります。しかし、歯の神経を取ってしまった歯は、枯れ枝のように脆くなってしまって、咬み合わせの力に対する耐久性が無くなり、折れやすくなってしまうのです。神経を取ってしまった歯は、半年後か5年後10年後か予測はできませんが、いつ折れてもおかしくないような状態です。

だから神経の無い歯を含めて治療する時は本当に悩みます。なるべく折れないようにするにはどのような治療法を選択したらよいだろうか、もし将来折れてしまっても、ほとんど影響しない大丈夫な治療のデザインにするにはどうしたらよいだろうか、しっかりと長期的な視点で治療計画を練っておかなければなりません。

むし歯で歯に痛みを感じるようだと虫歯が進み過ぎてしまっています。神経を残せる確率が低くなってしまうので、痛くなる前の初期の段階で虫歯の治療を完了しておく必要がありますし、普段から虫歯になっていないか定期的にプロのチェックを受けて、そもそも虫歯にならないように予防していかなければなりません。歯の神経を取らなければいけないような事態になることは避けましょう。

日本の歯科医療の留意点

あまり大きな声では言えませんが、歯科医療の公的保険は制度の施行時から現在に至るまで、弱者救済の色合いが強く、内容は底辺をカバーする程度になっています。日本の公的医療保険は「病気のために働けなくて貧困になる」ことへの対策です。貧困が病気を生み、病気が貧困を生むという悪循環を断つために生まれた社会の仕組みです。

「働ける程度の回復を目指した最低限の医療は国が保障します」という制度です。公的保険の医療費には国が定めた予算があり、その予算内で材料や治療法、治療のゴールには制限があります（制度批判をしているわけではありません。昭和36年施行時から続いている重要なアウトラインです）。

医療が発達し、より良い選択肢が増えましたが「より機能的に快適になりたい」とか「健康を維持・向上させたい」といった生活の質（ＱＯＬ）や治療のゴールを自分で決める医療は、日本の公的医療保険の範疇《はんちゅう》にはありません。お口の健康・歯科医療は、健全で充実した人生を歩むための最も大切な要素の一つですが、その性質上、提供できる医療行為のほとんどが日本の公的医療保険のアウトラインには収まりません。

健康を守るためのより良い選択を行う決定権は、皆様ご自身の手中にあります。予防が進んだヨーロッパの国々では『予防は公的医療保険で治療は保険外』という国もあります。スイスなどでは、歯科の2大疾患である虫歯と歯周病は予防可能であるため、予防歯科は保険でカバーされますが、虫歯や歯周病になるのは個々人の責任とされて人工的な機能回復は保険ではカバーされないのです。

学問が保険制度に縛られてはいけないのではないでしょうか？保険の範囲の治療か、保険外の治療か、という問題と良質な医療は本来関係ないはずです。医療費節減のための経済優勢の医療ではなく、学問優勢で健康を優先する医療でなければなりません。私たち歯科医師の役割は、個々人にとって最良最善な選択になるように、その意思が結実するように、誠心誠意サポートすることだと考えます。

一生涯お口のトラブルで困らないために

歯が悪いということは、生活の質、生活のリズムや生活の楽しみをすべて奪ってしまいます。

ヒトには体内を安定な状態に維持できるように働くシステム（ホメオスタシス：恒常性維持機能）があります。ところが、食物摂取系、特に摂食・咀嚼《そしゃく》・嚥《えん》下《げ》の機能が維持できなくなると、恒常性を維持できなくなってしまいます。「歯が悪くて何も食べたくない」となってしまったら、身体を悪くしてしまいます。摂食・咀嚼・嚥下の機能を良好に保っていくことが、全身の健康を管理する最も重要な入口です。

お口の中の病気の原因は、『細菌感染』と『噛む力のバランス』が原因です。

・**予防優先の医療**。医療の原点は病気の予防であり、どうしたら病気から身を守ることができるか、健康を維持するにはどうしたらよいかを実行することです。細菌感染症対策として、病気になってから対処するという考えから、病気の早期発見・早期治療といった、そもそも病気にならないように予防していくことが重要です。

・**最善の医療の選択**。咬み合わせのバランスは、歯科医師が専門的に管理していくものです。ただ単に歯という人体のパーツを交換するような一歯単位の治療方針ではバランスを失ってしまいますので、いつも、咀嚼・嚥下・構音・呼吸といった顎口腔《がくこうくう》系の機能を一単位として、一口腔単位の治療方針を心掛ける必要があります。

予防が重要なのですが、常に予防が成功するわけでもありません。もし病気になった場合には、最善で自然に近い形で失われた機能を元に戻すことが重要です。

あとがき

本書を手に取っていただいて、誠にありがとうございます。

歯科医院を開設した当初は、自分が本を執筆することになるなんて想像していませんでした。私は歯科医師になって2年目の2001年に稲葉繁教授と出会い、師事させていただくようになりました。

19年経った今でも、より安心・安全で長持ちする治療によって患者さんのライフステージを守り続けていく稲葉先生の哲学を吸収し、実践して行くために、稲葉先生の臨床を見学し、講義や症例検討、症例のディスカッションなどの勉強を継続させていただいています。

本書でも少しだけ日本の歯科医療について触れましたが、稲葉先生からは常々「自分が社会の仕組みを変えられるほど人生は長くない。そんなことを考えるよりも自分の持っている知識と技術を最大限に発揮して、自分の患者さんや家族、自分の周りにいる人を幸せにしなさい。今、目の前にいる人に精一杯尽くしなさい。」とご教授をいただいています。

ですので、開院時は、只々、自分が受けたい医療、自分が家族に自信をもって勧める治療を実現し、今、目の前にいる患者さんを幸せにすることで社会貢献活動をしたい、という思いだけで開設しました。その思いは今も変わりません。

一方で、ドイツ式入れ歯を中心に良い咬み合わせ機能を取り戻すための診療をしていると「もっと早く先生に出会いたかった」「もっと早く出会っていたらこんなに歯を失わなくて済んだかもしれないのに」「もっと早くドイツ式入れ歯を知っていれば、こんなに大変な思いをしなかったかもしれない」という言葉をたくさんの患者さんから同じように言っていただけることに驚きました。

自分にとってはハードルの高かった『本を執筆する』ことへの原動力は、

多くの方にそのように言っていただくうちに、特に「知らないって本当に損をしていたんですね。こんなに遠回りをしているなんて思っていなかったです」という感想をいただいたことが心に響き、入れ歯や咬み合わせで悩んでいる方にもっと早く知っていただけたら、もっと喜んでもらえる人が増えて、もっともっと素敵な笑顔をたくさん見られるようになるのではないかな。さらなる社会貢献ができるのではないかな。というものでした。

本書がどれほどの影響力を持てるかわかりませんが、これからも、入れ歯や咬み合わせで悩んでいる方を素敵な笑顔に回復できるように、自分の患者さんや家族、自分の周りにいる人を幸せにできるように、目の前の患者さんに精一杯、尽力していきたいと思います。

年齢を重ねれば重ねるほど、健康で何でもないような楽しい毎日を送るには、歯が大事であるということを実感するようです。

何でも美味しく食べられて、自然な笑顔で、楽しくおしゃべりできる状態になって、その状態を長くキープし続けることが重要であったとしたら、一点しか見ないような単純なパーツ交換だけのその場しのぎの対応に終始するのではなく、お口とあごを使って噛んで食べる機能を守り、食物摂取系という身体にとって大切な機能を回復するための根本的な問題にアプローチすることが大切だと思います。

歯の本数と表情の違いと笑顔の秘けつ

80代で全部自分の歯の方は、開院当初から定期検診・メンテナンスだけで、3カ月に一度来院されています。いつもニコニコ背筋まっすぐで、とても笑顔が素敵です。

一方で、70代でほとんどの歯を失ってしまうような状況の方もいらっしゃいます。最初は笑顔に力がなく、口数も少なかったのですが、新しい義歯で笑顔が輝き、明るくたくさん喋ってくださるようになりました。

歯を失う原因は、

・細菌感染（歯周病・虫歯）
・咬み合わせのバランス

です。

現在がどんな状況でも、細菌を取り除き、しっかり噛めるようにしましょう。歯を大切にすれば人生が充実します。お口の環境を改善・維持することが素敵な表情の秘けつです。

本書はドイツで行われている入れ歯治療を日本で応用しているありのままを紹介する一冊です。読者の皆様のお口の不調やお悩みの解決につながり、信頼できる歯科医院との出会いのきっかけになり、何かしら明るい未来につながることができたならば幸いです。

最後になりましたが、私の師であり、私が今回執筆することをご快諾くださった稲葉繁先生に、この場を借りて深く感謝申し上げます。

また、「先生の考えを伝えたほうが良い」と執筆を後押ししてくださった患者さん、執筆を支えてくれた家族、一緒に学び成長させていただいているＩＰＳＧ包括歯科医療研究会の皆様にも心からお礼を言います。

本当にありがとうございます。

あらやしき歯科医院院長
ＩＰＳＧ包括歯科医療研究会副会長
嶋倉史剛

・稲葉繁 . Konuskrone, Resilienz, Riegel の歴史的誕生過程と今日的意義および製作法の展望 . 現代のテレスコープシステム , 1987
・Hofmann, M.: Die Versorgung von Gebissen mit einzelnste-henden Restzähnen mittels sog. CoverDenture-Prothesen Dtsch. Zahnärztl. Z. 3: 378, 1966
・兎川嘉隆 , 熊坂久雄 , 児玉信之 , 岡部俊一 , 島田友宏 , 大石尭史 , & 稲葉繁 . (2001). 上下顎同時印象を緩衝型テレスコープ義歯に応用した有効性について . 日本顎咬合学会誌 咬み合わせの科学 , 22(1), 60-65.
・稲葉繁 . 上下顎同時印象による総義歯の臨床 . 日本顎咬合学会誌 , 1998, 19.2: 225-235.
・厚生労働省 . 平成 11 年歯科疾患実態調査の概要 . http:" www, mhlw, go, jp, 1999.
・波多野泰夫編 . " ギシェーの咬合治療入門ギシェーの咬合治療入門 , 1986."
・茂木悦子 ; 宮崎晴代 ; 一色泰成 . 8020 達成者の歯列・咬合の観察 -- 東京都文京区歯科医師会提供の資料より . 日本歯科医師会雑誌 , 1999, 52.5: 15-22.
・稲葉繁 . 高齢者の口腔ケア . 日本老年医学会雑誌 , 2000, 37.2: 130-132.
・稲葉繁 ; 申基喆 . 予防補綴のすすめ . ヒョーロン , 東京 , 2004.
・安藤雄一，相田　潤，森田　学，青山　旬，増井峰 夫．永久歯の抜歯原因調査報告書：8020 推進財団；東京，2005.（8020 推進財団ホームページ：http://shoroku.niph.go.jp/kosyu/2005/200554030005.pdf）
・Axelsson, P., B. Nyström, and J. Lindhe. "The long - term effect of a plaque control program on tooth mortality, caries and periodontal disease in adults." Journal of clinical periodontology 31.9 (2004): 749-757.
・藤木省三 , 伊藤中 , and 上田芳男 . " 定期管理型診療所における永久歯の抜歯原因 ." 日本ヘルスケア歯科学会誌 = The journal of the Japan Health Care Dental Association 13.1 (2012): 14-21.
・稲葉繁 : ストレスフリーの歯科医院づくり , ヒョーロン , 東京 , 2002

参考文献

- 稲葉繁：西ドイツの歯科事情、日本歯科評論　No,488; 191-203, 1980
- レオナルド・ダ・ビンチの手記（上）岩波文庫
- 35 歳以上の組合員 52,596 人の医療費と受診歴のデータを分析トヨタ関連部品健康保険組合・豊田加茂歯科医師会共同調査
- 8020 達成者と非達成者の年間の医療費比較・阿蘇郡地域歯科保健連絡協議会
- Haugejorden, O., Rise, J., Klock, K.S.:Norwegian adults' perceived need forcoping skills to adjust to dental andnon-dental life events.CommunityDent. Oral Epidemiol., 21：57-61, 1993.
- 厚生労働省 . " 平成 23 年歯科疾患実態調査 ." http://www. mhlw. go. jp/toukei/list/dl/62-23-01. pdf (2011).
- PRESIDENT 2012 年 11 月 12 日号
- 「歯科医療に関する一般生活者意識調査」日本歯科医師会 2018
- 「食の満足度および歯科保健行動と現在歯数の関連について」8020 推進財団指定研究事業報告 2007
- 平成 22 年 厚生労働科学研究：神奈川歯科大学
- 内閣府 . 高齢者の地域社会への参加に関する意識調査 . 平成 25 年 , 2013.
- 厚生労働省 . 平成 11 年歯科疾患実態調査の概要 . http:" www, mhlw, go, jp, 1999.
- KÖRBER, K. H., et al. ケルバーの補綴学 第 1 巻 . 1982.
- KÖRBER, K. H., et al. ケルバーの補綴学 第 2 巻 . 1984.
- KH, Korber. Konuskronen. 1988.
- 稲葉繁 . 正統派コーヌスクローネ . 基礎と臨床 , 1986.
- 嶋倉史剛 , 小林之直 , 細田幸子 , 菊池一江 , 葛山賢司 , & 申基喆 . (2004). コーヌステレスコープデンチャーにより機能回復を行った歯周炎患者の長期予後 . 日本顎咬合学会誌 咬み合わせの科学 , 24(1), 54-58.

＜技工所＞

・デンタル・ラボア・グロース　大畠 一成 技工士　03-5428-2611
東京都渋谷区 神泉町 16-14 サンフォンテーヌ渋谷 101

・小平デンタルラボ　小平 雅彦 技工士　048-918-1577
埼玉県三郷市幸房 723-1

・京王歯研　関 聖生 技工士　027-327-7474　群馬県高崎市並榎町 637-8

・三橋技工所　三橋 学 技工士　03-3310-0557　東京都中野区白鷺 1-23-8

・MDL キャステティックアーツ　中沢 勇太 技工士　0495-76-1989
埼玉県児玉郡美里町関 768-1

・タジマデンタルラボラトリー　田島 慶二 技工士　042-596-2056
東京都あきる野市小中野 395-2

・東和技研　田口 大助、豪太 技工士　042-525-0933
東京都立川市高松町 3-14-15

・Weber dental labor　稲葉 由里子 先生　03-5856-6787
東京都文京区湯島 2-14-4 ST ビル 3F

・湘南歯科医院　奥山 千恵 先生

0467-86-1226　神奈川県茅ケ崎市出口町 3-33

・あらやしき歯科医院　嶋倉 史剛 先生

0466-51-3622　神奈川県藤沢市片瀬 5-5-3

●新潟県

・竹内歯科クリニック　竹内 祐一 先生

025-385-5016　新潟県新潟市江南区茜が丘 7-1

●長野県

・ゆうあい歯科医院　井出 隆一郎 先生

0264-26-2442　長野県木曽郡木曽町日義 2640

●愛知県

・たかせ歯科　高瀬 直樹 先生

0564-54-8217　愛知県岡崎市上地 1-38-8

●兵庫県

・医療法人社団康佑会　永井歯科・矯正歯科　永井 康照 先生

06-6431-7081　兵庫県尼崎市南武庫之荘 2-33-6

●和歌山県

・小西歯科クリニック　小西 良彦 先生　小西 浩介 先生

073-425-6480　和歌山県和歌山市東長町 7-12

●香川県

・医療法人社団秋桜会　木谷歯科医院　木谷 光輔 先生

0877-32-6480　香川県仲多度郡多度津町元町 4-6

●沖縄県

・赤嶺歯科クリニック　赤嶺 雄志 先生

098-834-2562　沖縄県那覇市楚辺 2-25-9

●千葉県

・ひかり・歯科クリニック　岩田 光司 先生

0473-46-0008　千葉県松戸市新松戸 3-274-2 1F

・恩田歯科クリニック　恩田 建吾 先生

0473-86-6482　千葉県松戸市常盤平 5-25-11

・イーストワン歯科　本八幡　東 郁子 先生

047-369-6639　千葉県市川市八幡 3-19-1 京成八幡 WEST COURT2 階

●東京都

・大西歯科モノレールビルクリニック　大西 祥文 先生

03-3432-1084　東京都港区浜松町 2-4-12 モノレール浜松町ビル 1F

・稲葉歯科医院（末広町）　稲葉 由里子 先生

03-3251-8660　東京都千代田区外神田 4-7-3 田中ビル 6F

・稲葉歯科医院（山吹町）　稲葉 智弘 先生

03-6659-5963　東京都新宿区山吹町 335 番地 安井ビル 1 階

・医療法人社団渓水会　モンマ歯科　岡村 哲也 先生

042-423-5775　東京都西東京市ひばりが丘北 3-3-14 モンマビル 1F

・たけ歯科クリニック 武 義弘 先生

03-3816-8241　東京都文京区白山 2-26-14 パラスト白山 1 階

・進藤歯科医院　進藤 時子 先生

03-6915-4811　東京都北区東十条 3-9-1 フラワーガーデン東十条 102

●神奈川県

・岩田歯科医院　岩田 直之 先生

0467-82-3627　神奈川県茅ケ崎市東海岸北 2-2-3

・笠貫歯科クリニック　笠貫 彩歌 先生

044-877-3220　神奈川県川崎市高津区久本 2-1-15-2 階

・林歯科クリニック　　林 博之 先生

044-434-6686　神奈川県川崎市中原区木月住吉町１１-６AM ハイツ１０２

ドイツ式診療の歯科医療機関紹介

<歯科医院>

●北海道

・さかた歯科医院　坂田 純一 先生

0142-22-1182　北海道伊達市舟岡町 176-11

●宮城県

・デンタルクリニックさいとう　齋藤 嘉宏 先生

0225-23-5566　宮城県石巻市穀町 5-21

・佐藤歯科矯正歯科医院　佐藤 孝仁 先生

0223-33-0355　宮城県亘理郡亘理町中町東 192-1

●茨城県

・大津歯科医院　大津 義重 先生

0297-45-2366　茨城県守谷市立沢 1163-37

●栃木県

・目黒歯科医院　目黒 伸行 先生

0283-62-1125　栃木県佐野市田沼町 289-4

●埼玉県

・飯塚歯科医院　飯塚 能成 先生

04-9524-6166　埼玉県本庄市中央 1-5-29

・内野歯科医院　内野 隆生 先生

0495-22-2817　埼玉県本庄市傍示堂 518

・羽生総合病院　歯科口腔外科　福永 秀一 先生

048-562-3000　埼玉県羽生市大字下岩瀬 446 番地

・さこだ歯科医院　迫田 洋 先生

048-479-4182　埼玉県新座市北野 2-15-35 梅田ビル 1F

・福永歯科医院　福永 朋美 先生

048-816-3666　埼玉県さいたま市中央区本町西 1-3-31

あらやしき歯科医院紹介

・歯科医院名：あらやしき歯科医院
・代表者：嶋倉史剛
・所在地（住所）：神奈川県藤沢市片瀬 5-5-3
・電話番号：0466-51-3622
・設立：2012 年 9 月
・治療方針：大切にしているのは、" 自分が受けたい治療 " をすること
自分の歯のような【ドイツ式入れ歯】と歯科治療の基礎である【咬み合わせ治療】、病気のない幸せ人生を維持する【予防歯科】で皆様の安心と快適な生活を守ります

詳細はホームページをご覧下さい
https://www.arayashiki-shika.com/

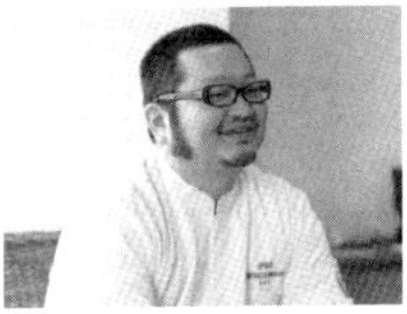

嶋倉史剛（しまくら　ふみたけ）

歯科医師。あらやしき歯科医院・院長。IPSG 包括歯科医療研究会・副会長。2000 年 明海大学歯学部卒業後、歯周病学講座にて細菌と歯肉の炎症のコントロールについて学ぶ。同時に、細菌と炎症のコントロールだけではお口の中が良くならないことに気付く。歯科治療のもう一つの重要な要素である咬合（咬み合わせ）を追究すべく日本歯科大学高齢者歯科学講座・稲葉繁教授に師事。現在も IPSG 包括歯科医療研究会にて、稲葉 繁教授の指導の下で咬合を中心にテレスコープシステム、顎関節症、総義歯、摂食嚥下リハビリテーションの研鑽を積んでいる。

経歴

1974 年神奈川県藤沢市生まれ
2000 年 明海大学歯学部　卒業
2000 年～ 2006 年 明海大学病院歯周病科（明海大学歯学部口腔生物再生医工学講座歯周病学分野） 勤務
2012 年 9 月 あらやしき歯科医院　開業
所属・資格
IPSG 包括歯科医療研究会　副会長
明海大学歯周病学分野同門会
日本総合口腔医療学会　口腔総合医認定医　常任理事
オーラルビューティーフード協会　理事
日本医歯薬専門学校非常勤講師
日本顎咬合学会　咬み合わせ認定医

著書『あなたから笑顔を奪う日本の入れ歯事情』
（Amazon Services International, Inc.）

入《い》れ歯《ば》の悩《なや》みが一生《いっしょう》消《き》える
ドイツ式《しき》テレスコープシステム

2020年8月26日　初版第1刷

著　者　嶋倉史剛《しまくらふみたけ》

発行人　松崎義行

発　行　みらいパブリッシング

〒166-0003 東京都杉並区高円寺南4-26-12 福丸ビル6 F
TEL 03-5913-8611　FAX 03-5913-8011
HP https://miraipub.jp　MAIL info@miraipub.jp

編　集　道倉重寿

写真・イラスト　あらやしき歯科医院

作画協力　ひかり・歯科クリニック　岩田光司

ブックデザイン　洪十六

発　売　星雲社（共同出版社・流通責任出版社）

〒112-0005 東京都文京区水道1-3-30
TEL 03-3868-3275　FAX 03-3868-6588

印刷・製本　株式会社上野印刷所

ISBN978-4-434-27816-7 C0077